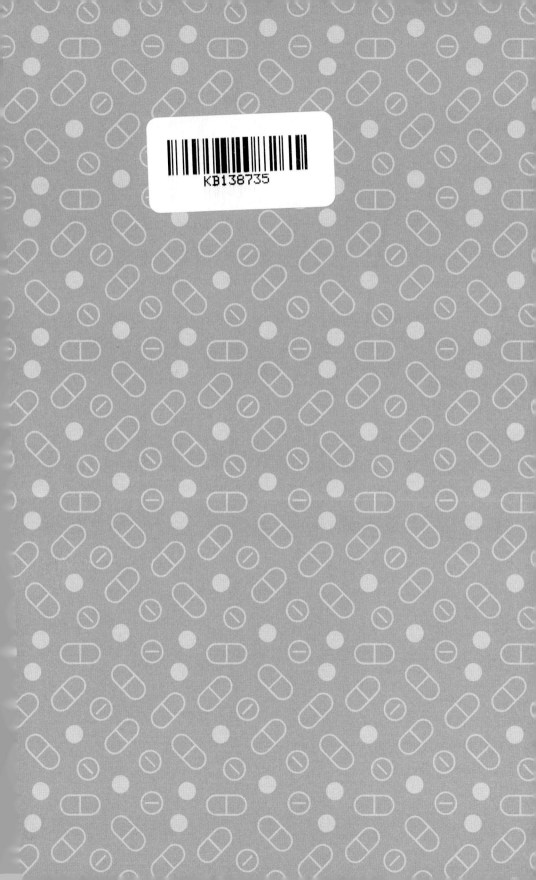

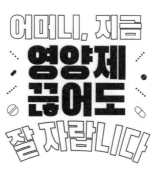

KI신서 12912

어머니, 지금 영양제 끊어도 잘 자랍니다

1판 1쇄 인쇄 2024년 7월 24일
1판 1쇄 발행 2024년 8월 5일

지은이 명승권
펴낸이 김영곤
펴낸곳 ㈜북이십일 21세기북스

인생명강팀장 윤서진 **인생명강팀** 최은아 유현기 황보주향 심세미 이수진
디자인 표지 유어텍스트 **본문** 푸른나무
출판마케팅영업본부장 한충희
마케팅2팀 나은경 한경화
출판영업팀 최명열 김다운 김도연 권채영
제작팀 이영민 권경민

출판등록 2000년 5월 6일 저1406-2003-061호
주소 (10881) 경기도 파주시 회동길 201(문발동)
대표전화 031-955-2100 **팩스** 031-955-2151 **이메일** book21@book21.co.kr

(주)북이십일 경계를 허무는 콘텐츠 리더

21세기북스 채널에서 도서 정보와 다양한 영상자료, 이벤트를 만나세요!
페이스북 facebook.com/jiinpill21 포스트 post.naver.com/21c_editors
인스타그램 instagram.com/jiinpill21 홈페이지 www.book21.com
유튜브 youtube.com/book21pub

서울대 가지 않아도 들을 수 있는 **명강의!** 〈서가명강〉
'서가명강'에서는 〈서가명강〉과 〈인생명강〉을 함께 만날 수 있습니다.
유튜브, 네이버, 팟캐스트에서 '서가명강'을 검색해보세요!

ⓒ 명승권, 2024
ISBN 979-11-7117-690-8 13510

어머니, 지금 영양제 끊어도 잘 자랍니다

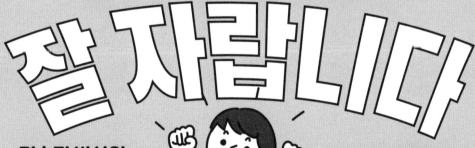

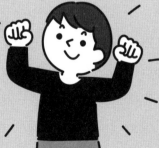

명승권 박사의
내 아이 100년
건강을 위한

최소 영양제
사용법

명승권 지음

21세기북스

하나.

미국의 소아청소년과 의사인 벤자민 스폭은 1946년에 저술한 베스트셀러 『아기와 어린이를 돌보는 데 필요한 상식서』의 1958년 판에서 신생아가 구토를 하면 구토물이 목에 걸려 질식할 수 있기 때문에 눕히지 말고 엎드려 재워야 한다고 주장했다. 스폭 박사의 영향력은 엄청났기 때문에 이러한 주장은 1990년대까지 대부분의 소아청소년과 의사들과 전문가들 사이에서 당연한 사실로 여겨졌었다.

그런데, 1950년대 이후 약 40년 동안 미국에서는 10만 명 이상의 아기가 신생아 돌연사증후군(SIDS)으로 사망했다. 건강해 보이는 신생아들이 아기침대에서 잠이 든 후 더 이상 깨지 않았기 때문에 '아기침대사망'이라고도 불렸다. 2005년에 《국제역학저널(IJE)》에 기존에 발표된 40편의 논문을 종합한 결과(같은 주제로 발표된 개별연구 결과를 종합하는 방법으로 메타분석이라고 함)가 발표되었다. 그 결과 눕혀서 재우는 것과 비교했을 때, 엎드려 재우는 경우 신생아 돌연사증후군이 약 3배 높았다. 논문의 저자는 '1970년 이후 발표된 논문을 모아 보면 엎드려 재우는 것이 더 해롭다는 결과가 나온다. 이 결과를 좀 더 일찍 대중들에게 알려서 눕혀서 재우도록 했다면 영국에서 1만 명, 유럽, 미국, 호주에서 적어도 5만 명의 신생아 죽음을 막을 수 있었을 것이다'라고 결론을 내렸다.

둘.

2007년 2월, 건강에 도움이 될 것이라고 믿었던 비타민 및 항산화제가 오히려 사망률을 높일 수 있다는 충격적인 연구 결과가 《미국의학협회지(JAMA)》에 발표됐다. 전 세계적으로 발표된 사람을 대상으로 시행된 질적 수준이 높은 임상 시험 47편을 종합한 메타 분석 결과, 종합비타민제에 들어 있는 비타민A와 베타카로틴, 비타민E, 비타민C와 같은 비타민 및 항산화보충제를 먹으면 먹지 않는 사람들과 비교해 통계적으로 의미 있게 사망률이 5% 높았다는 연구 결과였다.

셋.

2023년 4월, 저자는 병의원에서 흔하게 사용되고 있는 근육주사 및 경구 고용량 비타민D 치료법이 골절이나 낙상의 예방에 효과가 없고, 오히려 낙상의 위험성을 높일 수 있다는 연구 결과를 《국제골다공증》에 발표했다. 15편의 임상 시험을 종합한 메타분석 결과다. 골다공증으로 인한 골절이나 낙상을 예방할 목적으로 비타민D를 사용했는데 오히려 우리 몸에 해롭다는 예상하지 못했던 내용이다.

이상의 세 가지 사례는 우리가 평소에 알고 있던 의학 상식과는 전혀 다른 의학적 연구 결과다. 일반적으로 의학적 지식이나 상식은 시간이 흘러 새로운 연구에 의해 내용이 바뀌어왔다. 10년 전에 옳다고 믿었던 의학적 지식이 새로운 연구 결과로 인해 잘못된 지식으로 버림을 받게 된다. 특히 최근 수십 년 전부터는 비타민을 비롯한 각종 영양제의 효과에 대해 많은 사람들을 대상으로 한 대규모 임상 시험이 발표되었고, 이들 연구를 종합한 메타분석 결과, 효과가 없는 것으로 나타나고, 심지어는 오히려 건강에 해롭다는 결과가 나오고 있다.

이러한 연구 결과는 주로 성인을 대상으로 많이 시행되었고, 근거중심의학의 관점에서 최근까지의 임상 시험 연구 결과를 종합해 요약해보면, 우리가 흔히 건강을 위해 챙겨 먹고 있는 비타민 및 항산화제, 홍삼, 오메가-3 지방산, 유산균(프로바이오틱스), 칼슘 등 영양제를 포함한 거의 모든 건강기능식품은 건강에 도움이 된다는 의학적 근거가 부족하고, 일부의 경우에는 해롭기까지 한 것으로 결론을 내릴 수 있다.

그런데, 학교에 들어가기 전 3-6세의 학령전기 우리 아이들에게 영양제를 포함한 건강기능식품은 어떨까? 과연 아이들의 성장과 건강에 도움이 될까? 우리 아이들의 영양이 부족하다는데 과연 사실일까?

이 책에서는 이런 질문에 대해 근거중심의학의 관점에서 답변을 제시하고자 한다. 아울러 비타민D 결핍이 정말 대유행인지, 현재의 권장섭취량의 개념은 과학적 혹은 의학적으로 타당한지, 올바른 개념은 어떻게 바뀌어야 하는지, 의학 연구 결과는 어떻게 이해하고 해석해야 하는지 알아볼 것이다. 본론에서는 구체적으로 비타민C, 비타민D, 비타민A, 비타민B, 비타민E, 칼슘, 오메가-3 지방산, 유산균(프로바이오틱스), 마그네슘, 항산화제, 아연, 철분 및 홍삼을 음식이 아닌 영양제 혹은 건강기능식품의 형태로 어린이들이 먹는 게 건강에 도움이 되는지, 최신의 임상 시험 및 이를 종합한 메타분석에 근거해 알아볼 것이다.

나는 이 책을 통해 영양제와 건강기능식품이 우리 아이들의 건강에 도움이 되는지에 대한 현재의 최상의 근거와 진실을 우리 어머니들에게 알려주고자 한다. 읽고 난 후 이해가 되고, 동의가 된다면 주변 어머니들에게 이 책을 권해주시기를 바란다.

2024년 8월
근거중심의학 및 메타분석의 전문가
명승권

차례

2부 영양제는 약이 아닙니다

1부

엄마들을 울리는
영양제의 배신

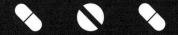

1장

어린이
영양제 열풍

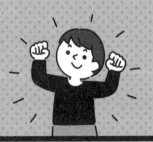

우리 아이들
영양이 부족하다고?

영양 섭취가 중요한 어린이 시기

아이가 태어나 성장하면서 청소년기까지의 과정을 보통 5단계로 나눈다. 출생 후 1개월까지는 신생아기, 이후 1년까지는 영아기, 1~3세까지는 유아기, 3~6세까지는 학령전기(유아교육법에서는 유아에 해당), 6~12세까지는 학령기, 12~18세까지는 청소년기로 구분

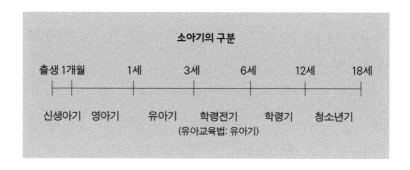

한다.

이 중 우리 부모들이 각별히 영양에 신경 써야 할 때가 3~6세에 해당하는 학령전기다. 이 시기에 우리 아이들은 영아기나 유아기에 비해 신체 성장이 완만한 편이다. 그러나 매년 키가 약 5~7.5cm 자라고, 피하지방이 감소하고 사지가 길어져 날씬해진다.

이때는 아이들이 지속적으로 자라는 시기이기 때문에 균형 잡히고 적절한 영양 공급이 필요하다. 더욱이 이 시기의 영양 섭취와 식사 습관은 이후 아이의 성장과 발달에 중요한 영향을 미친다.

한창 자라날 우리 아이들 영양이 부족하다니!

그런데 이 시기의 우리나라 아이들에게 일부 영양 성분이 부족하다는 연구 결과가 발표되고 있다.

2022년 3~5세 유아의 영양소 섭취 실태를 분석한 연구 결과를 보면, 열량 섭취량은 충분하지만 칼슘과 칼륨 섭취량이 섭취 기준보다 부족하다고 한다. 남자 어린이의 약 80%, 여자 어린이의 87%가 일반적인 유아의 칼륨 섭취 기준보다 적게 섭취했다. 칼슘 섭취량 역시 남아의 63%, 여아의 71%가 일반적인 유아의 칼슘 섭취 기준보다 적었다.[1]

칼슘과 칼륨뿐 아니다. 비타민D도 부족하다고 한다. 2016년 1만 3천여 명의 어린이와 청소년을 대상으로 한 혈중 비타민D 농도를 분석한 연구 결과가 발표됐다.[2] 이 연구에서는 비타민D 혈중농도가

30ng/mL(나노그램 퍼 밀리리터) 이상을 충분으로, 20~29.9는 비타민 D 부족, 20 미만의 경우 비타민D 결핍이라고 정의했다.

그런데 놀랍게도 남자아이의 약 80%, 여자아이의 약 84%가 비타민D가 부족하거나 결핍이었다. 대부분의 아이에게 비타민D가 부족했다는 것이다.

나이가 증가할수록 비타민D 부족 및 결핍은 증가했는데, 3세 아이들의 약 84%, 6세 아이들의 약 92%가 비타민D가 부족하거나 결핍이었다.

이 논문에서는 비타민D 농도를 증가시키기 위해 야외 활동 시간을 늘려 햇볕을 많이 쬐도록 하는 것도 중요하지만, 겨울철의 경우 햇빛으로부터 자외선B의 노출이 적기 때문에 비타민D가 풍부한 식품이나 비타민D 보충제를 통한 보충이 필요하다고 결론을 맺었다. 이 결론은 정말 의학적으로 타당할까?

영양이 부족하니 영양제를 먹여야 한다?

"물론 음식을 통해 영양 성분을 보충하는 것이 가장 좋겠지만, 아이가 과일과 채소는 먹지 않고 고기만 먹거나 특정 음식만 먹는 등 편식을 하면 비타민 등의 영양제를 먹여야 하지 않나요?"

이렇게 말하는 부모가 적지 않다. 확실히 영양이 결핍되었거나 부족하다고 진단받지 않았다 하더라도, 음식으로 필요한 영양소를 충분히 섭취하기 힘들다며 아이에게 영양제를 먹이는 것이 상식처럼 알려져 있다.

그래서 TV 홈쇼핑, 인터넷 신문 등의 미디어나 약국, 백화점 등에서 어린이들을 겨냥한 각종 영양제, 일명 '어린이 영양제'가 홍보되고 있다.

그런데 우리 아이들의 영양이 부족하다는 것이 사실일까?

출산율은 줄어드는데
어린이 영양제 시장은 성장하는 이유

어린이 영양제 비용으로 한 달에 10만 원?

2023년 신문 기사를[3] 보면 우리나라 아이들을 위한 건강기능식품 시장이 최근 들어 지속적으로 성장하고 있다는 사실을 알 수 있다.

국내 합계출산율(가임여성 1명이 평생 낳을 것으로 예상되는 평균 출생아 수)은 0.78로 소수의 자녀를 공주나 왕자처럼 귀하게 키우는 '골드키즈' 현상이 나타나고 있다. 그래서 분유 시장은 줄어들고 있는데, 이와 달리 건강기능식품 시장은 확대되고 있다고 한다.

어린이 비타민 등 유아·어린이용 건강기능식품 시장은 2019년 2854억 원에서 2022년 3223억 원으로 3년 만에 규모가 12% 커졌다.

어느 30대 주부는 2세 아이의 영양제 비용으로 한 달에 10만 원 가까이 지출한다. 비타민D는 기본이고, 통상 먹이는 유산균과 항산화제를 아이가 아프면 더 먹이기도 한다. 또 아이가 3세쯤 되면 종합비타민을 많이들 먹인다.

특히 아이들의 키 성장에 도움이 된다고 알려진 건강기능식품의 시장 규모가 급격히 성장하고 있다. 2023년 기사에 따르면,[4] 어린이 키 성장 기능성 원료인 HT042(에이치티영사이)는 황기추출물 등 복합물로 2014년 식품의약품안전처가 국내 최초로 생리활성 기능성 등급 중 2등급에 해당하는 '어린이 키 성장에 도움을 줄 수 있음'으로 인정을 받았다.

HT042를 원료로 만든 키 성장 건강기능식품의 매출액은 2017년 67억 원에서 2021년 619억 원으로 10배나 급증했다. 기사 내용과 같이 아이의 키 성장을 위해 부모들은 이런 식품을 6개월간 꾸준히 먹이느라 100만 원이 넘는 비용을 기꺼이 지불하고 있다.

우리 아이에게 영양제를 먹이는 것은 당연한 것 아닌가요

2021년도 국민건강통계보고서를 보면, 만 3~5세의 식이보충제(이하, 영양제) 경험률은 2012년 59.5%에서 2021년 75.8%로 증가했다.[5]

영양제 복용 경험률이란 최근 1년 동안 2주 이상 지속적으로 식이보충제를 복용한 비율을 뜻한다. 그렇기 때문에 대다수의 3~5세 아이들이 영양제를 복용한 경험이 있다고 볼 수 있다.

연령대별로는 3~5세가 가장 많이 복용하고 있다. 1~2세의 영양제 복용 경험률은 73.9%, 6~11세는 61.7%로 성장기의 우리 아이들에게 영양제를 먹여야 하는 것은 당연한 일이자 상식이 되었다.

그럼 어떤 영양제를 가장 많이 복용하고 있을까? 2020년 국내에서 시행한 한 연구에 따르면, 4~9세 어린이의 경우 종합비타민과 프로바이오틱스(유산균)의 복용률이 가장 높았다.[6] 또한 가계 수입이 높을수록, 아침 식사를 하는 비율이 높을수록 영양제 섭취율이 높았다고 한다.

연구를 수행한 소아청소년과 교수는 인터뷰에서 "모유수유아동, 편식이나 결식이 심한 아동에게 영양 결핍의 위험이 더 높을 수 있는데 본 연구 결과에서는 이러한 아동들의 식이보충제 섭취율이 높지 않았다"고 말하면서 다음과 같이 덧붙였다.

"부모들은 자녀의 생애주기와 식생활 습관에 따라 알맞은 식이보충제를 선택할 수 있도록 의료진과 상담을 실시하여 무분별한 섭취로 인한 영양 과잉이 발생하지 않도록 해야 한다."

과연, 우리 아이에게 영양제를 먹이는 것은 당연한 상식인가?

어린이/청소년 영양제에 대한
미국의 경고

어린이/청소년 영양제에 대해 알아야 할 10가지

미국 보건복지부 산하 국립보건원은 자국민들을 위한 의학연구
에 매년 약 64조(480억 달러)의 예산을 투자하고 있다.

국립보건원 산하에는 27개 연구원과 센터가 있다. 그중 국립보완
통합보건센터(NCCIH)는 근거가 확립되지 않은 각종 영양제를 포함
해, 보완을 목적으로 하는 건강제품에 관한 정보를 제공한다. 또 건
강 행위의 효과나 안전성에 대한 연구를 시행해서 그 정보 역시 제
공하고 있다.

이 기관은 여러 의학 및 과학 연구 결과를 바탕으로, 각종 보완
목적의 건강 행위에 대해 조언한다. 이 가운데 '어린이와 청소년을
위한 식이보충제(이하, 영양제)에 대해 알아야 할 10가지'를 다음과

같이 제시한다.[7]

(1) 합성이나 인공이 아닌 자연에서 유래한 천연 영양제라고 하더라도, '천연' 혹은 '자연'이라는 말이 반드시 안전하다는 것을 의미하지는 않는다.

(2) 영양제에 대한 연방 규정은 처방약이나 일반의약품보다 덜 엄격하다.

(3) 영양제는 질이 낮거나 약물, 화학물질, 금속 등의 오염물질을 포함할 수 있다. 영양제 포장지의 설명과 내용물 사이에 상당한 차이가 있다는 연구 결과도 있다.

(4) 영양제는 다른 영양제나 의약품과 상호작용을 통해 기대하지 않았던 부작용의 위험성도 있다.

(5) 매년 약 4600명의 어린이들이 영양제 복용 후 응급실에 실려간다. 대부분 관리 감독이 없는 상황에서 아이들이 비타민이나 무기질을 복용한 경우다.

(6) 일부 동종요법(유사한 것으로 유사한 것을 치료한다는 뜻으로 특정 질병의 증상을 유발하는 물질을 소량 투여하면 그 질병이 나아진다는 요법이지만 의학적 근거가 없는 유사과학의 일종) 제품이 의학적으로 입증된 백신접종을 대체할 수 있는 것으로 선전되고 있지만, 어린이들의 질병을 예방하는 데 입증된 바 없다. 백신으로 예방 가능한 질병으로부터 아이들을 보호하기 위해 질병관리본부(CDC)의 백신 권고안을 따라야 한다.

(7) 흔히 먹는 영양제에 대한 안전성 정보

- 세인트 존스워트(우울증, 폐경증후군 혹은 피부상처나 근육통에 도움이 된다고 알려진 민간요법)는 항우울제, 피임제, 항경련제 및 암 치료제와 약물 상호작용을 한다(부작용의 위험성).
- 수면에 도움을 줄 목적으로 사용되는 멜라토닌은 단기간 사용은 안전하지만, 장기간 사용으로 인한 안전성은 밝혀지지 않았다.
- 오메가-3 지방산 보충제는 딸꾹질, 소화불량 혹은 설사와 같은 위장장애를 초래할 수 있다.
- 미국소아과학회는 다양한 음식을 섭취하는 건강한 어린이나 청소년에게 종합비타민(멀티비타민)을 권장하지 않는다. 음식으로 섭취하는 게 가장 좋다.

⑻ 보디빌딩을 위해 사용되고 있는 제품에서 숨겨진 성분으로 인한 문제가 증가하고 있다. 영양제로 판매되고 있는 일부 보디빌딩 제품은 스테로이드나 스테로이드 유사물질이 들어 있어, 심각한 간 손상, 뇌줄중, 신부전 혹은 기타 심각한 문제를 일으킬 수 있다.

⑼ 급격한 체중감량을 위해 판매되고 있는 '아사이'나 '후디아'와 같은 영양제는 장기간 체중감량 유지에 도움이 되지 않으며 부작용이 있을 수 있다. 일부 영양제는 과량의 카페인을 함유하고 있기 때문에 생명을 위협하는 심장 부정맥을 야기할 수 있다. 미국식품의약국(FDA)은 잠재적으로 위험한 처방약이 함유된 체중감량 영양제도 적발했다.

(10) 어린이들이 이미 먹고 있거나 앞으로 먹을 예정인 보완 목적의 영양제의 효과와 위험의 가능성에 대해 어린이의 주치의와 상담해야 한다. 마찬가지로 청소년들에게도 주치의와 상의할 것을 상기시켜야 한다.

이 내용을 보면 영양제에 대한 긍정적인 내용은 없고, 모두 주의해야 할 사항뿐이다.

내가 생각하기에 아이들의 영양제에 관한 문제의 핵심은 두 가지로 요약할 수 있다. 하나는 권장섭취량을 잘못 정의하고 있다는 것, 또 하나는 영양제가 건강에 도움을 주기는커녕 오히려 해를 줄 수 있다는 것이다. 이 문제에 대해서는 2장에서 본격적으로 알아볼 것이다.

영양제!
식품이기도 하고 약이기도 하고

영양제란 무엇인가?

본격적인 논의에 앞서, 영양제란 무엇인지 알고 넘어가자. 영양제나 영양보충제, 건강기능식품 같은 용어가 혼용되고 있는데, 그 의미를 명확히 할 필요가 있다.

알다시피 우리는 음식(식품)을 통해 생존에 필요한 영양과 에너지를 얻는다. 음식에는 탄수화물, 지방, 단백질, 비타민, 미네랄(무기물), 물, 식이섬유 등의 필수 영양소가 들어 있다.

그럼 음식과는 별개로 섭취하는 영양제는 뭔가? 영양제를 식품의 일종이라고 생각하는 사람도 있고, 약이라고 생각하고 먹는 사람도 있다.

영양제는 말 그대로 '영양을 보충하는 약'이다. 약학정보원에 따르면 영양제는 '각종 영양소 성분을 배합하여 정제나 음료의 형태로 만들어 복용과 체내 흡수를 쉽게 한 영양을 보충하는 약'이다.

의학적으로는 영양제를 '영양보충제' 혹은 '식이보충제'라고 칭한다. 일반적인 식품과 달리 식사에 더하거나 보충할 목적으로 영양제를 사용하는 것이다.

또한 영양제는 정제, 캡슐, 가루(파우더), 바(bars), 액체 등 다양한 형태로 섭취되며, 대표적인 영양제로는 각종 비타민, 무기질(칼슘, 마그네슘, 철 등), 아미노산, 약초(허브), 효소 등이 있다.

그런데 영양제가 질병을 예방하거나 치료할 목적으로 사용된다면 '영양제'라고 표기되어 있어도 '약'으로 분류된다. 예를 들어, 비타민류는 일반적으로 영양제지만, 비타민 결핍증의 치료에 사용된다면 약으로 분류될 수 있다. 또한 의학계에서는 입으로 섭취하지 못하는 환자에게 필요한 영양소를 공급하기 위해 포도당 주사액, 아미노산 주사액 등을 사용한다.

종합하면, 영양제는 영양소를 제공할 뿐 아니라 질병을 예방하고 건강증진에 도움이 되는 가공된 식품을 의미한다.

음식과 영양제 그리고 약

소비자가 직접 구매할 수 있는 영양제로는 일반의약품과 건강기능식품이 있다. 건강기능식품은 영어로 functional food(펑크셔널 푸드) 혹은 nutraceutical(뉴트라슈티컬) 이라고 하는데, nutraceutical

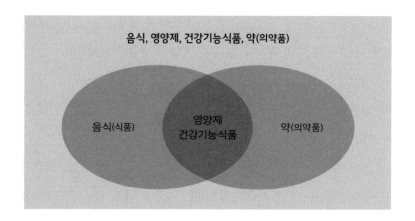

음식, 영양제, 건강기능식품, 약(의약품)

음식(식품)　　영양제
건강기능식품　　약(의약품)

은 nutrition(영양)과 pharmaceutical(약)의 합성어로 음식과 약의 두 가지 특성을 가진다는 의미에서 만들어진 신조어다.

'건강기능식품'이라는 말은 1980년대 일본에서 처음 만들어진 것으로 알려져 있으며, 우리나라에서는 2004년부터 건강기능식품에 관한 법률이 시행되면서 널리 알려지게 되었다.

식품의약품안전처에 따르면 건강기능식품은 인체에 유용한 기능성을 가진 원료나 성분을 사용하여 제조, 가공한 식품으로 식품의약품안전처에서 기능성과 안정성을 인정받은 제품을 말한다. 대표적인 건강기능식품에는 각종 비타민, 오메가3 지방산, 유산균(프로바이오틱스), 홍삼 등이 있다.

정리하면, 음식은 영양과 에너지를 제공하는 물질이고 이러한 영양 성분을 약의 형태로 만든 것이 영양제다. 그리고 영양 기능 외에 건강에 도움을 주는 기능성을 가진 식품을 건강기능식품이라고 한다.

또한 질병을 예방하거나 치료하는 데 쓰이는 물질은 의약품이다.

다들 알다시피 약(의약품)은 질병을 예방하거나 치료하는 데 쓰이는 물질이다.

따라서 영양제와 건강기능식품은 음식의 특징과 약의 특징을 함께 갖고 있다고 보면 된다.

2장

우리가 아는
권장섭취량은 틀렸다

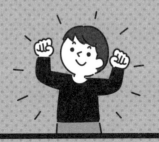

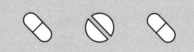

전 세계적인 비타민D
결핍의 대유행?

뼈 건강을 돕는 비타민D

비타민D는 지용성 비타민의 일종으로 장에서 칼슘과 인의 흡수를 촉진하고, 신장에서 칼슘의 재흡수를 증가시켜 혈중 칼슘 및 인의 적정혈중농도를 유지한다. 이를 통해 뼈의 무기질화(굳고 단단하게)를 통해 뼈의 건강에 중요한 역할을 하고 있다. 이외 면역체계 조절에도 중요한 역할을 하는 것으로 알려져 있다.

비타민D가 부족하거나 결핍이 되면 골다공증이나 골연화증을 초래해 골절이나 낙상의 위험성이 높아지고, 자가면역질환의 위험성도 높아지게 된다.

비타민D 결핍의 대유행?

그런데 2014년 국민건강영양조사에 따르면, 우리나라 남성의 75.2%, 여성의 82.5%가 비타민D 결핍이라고 한다. 이는 혈중 비타민 D 농도 20ng/mL를 기준으로 한 결과다. 혈중 비타민D 농도의 기준을 30ng/mL로 높이면 여성의 경우 약 90%가 비타민D 결핍이라는 논문도 있다.

최근 연구 결과를 보면, 우리나라뿐만 아니라 남아시아인의 68%, 유럽인의 40%가 비타민D 결핍으로 전 세계적으로 비타민D 결핍이 대유행하는 것처럼 보인다.

비타민D 결핍증 환자가 4년 동안 3배 증가?

실제로 2022년 4월 건강보험심사평가원의 보고에 따르면, 국내 비타민D 결핍 환자는 2017년 8만 6285명에서 2021년 24만 7077명으로 4년 동안 약 3배 증가했고, 전체 영양결핍 진료환자 중 약 74%를 차지했다고 한다.

무슨 일이 있었기에 비타민D 결핍증 환자가 4년 동안 3배 증가한 것일까?

우리나라 병의원을 방문하면 비타민D 검사를 적극적으로 권장하는 경우가 많고, 검사받은 사람의 대다수가 정상보다 낮게 나와 비타민D 주사나 경구 처방을 받게 된다.

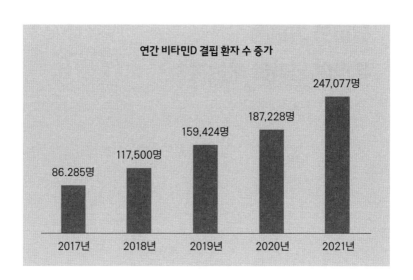

연간 비타민D 결핍 환자 수 증가

247,077명

187,228명

159,424명

117,500명

86.285명

2017년　　2018년　　2019년　　2020년　　2021년

　　비타민D 결핍은 정말 전 세계적으로 대유행하고 있는게 사실일
까? 그래서 일반인을 대상으로 비타민D 선별검사가 필요할까?

결핍의 기준은
무엇이 되어야 하는가?

하버드의대 교수의 문제 제기

2016년에 의학 분야의 최고의 학술지 중의 하나인 미국의 《뉴잉글랜드 저널 오브 메디슨(NEJM)》에 '비타민D 결핍 – 정말 대유행인가?'라는 제목의 기고문이 발표되었다.[8] 미국의학한림원의 비타민D 적정섭취량 및 적정혈중농도 지침을 마련하는 데 참여한 위원이자 하버드의대 및 보건대학원 역학과 교수인 조안 맨슨(JoAnn Manson) 박사가 쓴 글이다.

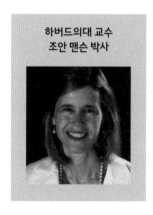

하버드의대 교수
조안 맨슨 박사

맨슨 박사는 이 기고문에서 최근

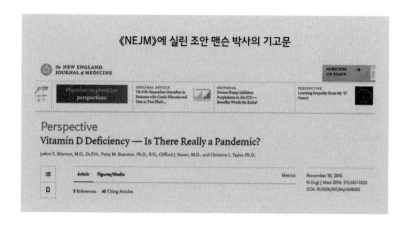

《NEJM》에 실린 조안 맨슨 박사의 기고문

수십 년 동안 전 세계적으로 비타민D 결핍이 대유행하는 것처럼 보이지만 이는 사실이 아니며, 특정 영양소에 대한 권장섭취량을 결핍의 기준으로 잘못 삼았기 때문이라고 주장했다.

권장섭취량은 결핍의 기준이 될 수 없다

맨슨 박사의 주장을 좀 더 자세히 살펴보자.

영양소 권장량과 관련해 '평균필요량'과 '권장섭취량'이라는 개념에 대해 먼저 알아야 한다. 평균필요량은 건강한 사람들의 하루 영양소 필요량의 중앙값(50%)을 말한다.

이에 비해 권장섭취량은 평균필요량에 표준편차 2배를 더해 산출한 값이다. 권장섭취량은 97.5%에 해당하는 대부분의 건강한 사람들의 영양소 필요량을 충족시키는 섭취량을 뜻한다.

미국인의 경우 비타민D의 하루 평균필요량이 400IU(아이유)인데

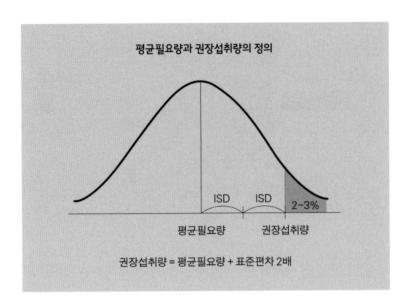

평균필요량과 권장섭취량의 정의

ISD   ISD   2~3%

평균필요량   권장섭취량

권장섭취량 = 평균필요량 + 표준편차 2배

이에 상응하는 혈중농도는 16ng/mL이다. 이처럼 비타민D의 평균필요량에 해당하는 혈중농도만 되면 건강을 유지하는 데 충분하다. 그런데 이보다 높은 권장섭취량 600IU에 상응하는 혈중농도인 20ng/mL 이하인 경우를 비타민D 결핍이나 부족으로 잘못 정의한 것이다. 그로 인해 대다수의 건강한 사람들을 비타민D 결핍이나 부족으로 잘못 분류했다.

결국 미국의학한림원이 제시한 영양소 섭취량의 목표는 권장섭취량이 아니라 평균필요량이었다.

하지만 영양 및 의학 분야에서 최근까지 발표된 대부분의 연구 논문이 특정 영양소의 부족 혹은 결핍을 정의할 때, 권장섭취량을 기준점으로 잘못 사용했다.

그로 인해 영양소 요구량을 충족하고 있는 대부분의 사람을 결핍 상태로 잘못 분류했고, 급기야 비타민D 결핍의 대유행이 출현하

게 되었다는 것이 맨슨 박사의 주장이다. 그럼 권장섭취량에 대해
좀 더 알아보자.

권장섭취량을
바로 알자

나라마다 심하게 차이가 나는 하루 권장섭취량

나라마다 영양제의 하루 권장섭취량이 다르다, 그것도 많이. 예를 들어 비타민C의 하루 권장섭취량을 보면 적게는 40mg에서 많게는 110mg까지 약 3배까지 차이가 난다.[9] 프랑스는 110 mg, 일본은 100 mg, 미국은 90mg(여성 75mg)인 데 반해 영국과 인도는 40mg 밖에 되지 않는다.

우리나라의 경우 한국인 영양소 섭취기준에 따르면, 남녀 공히 하루 비타민C 권장섭취량은 일본과 같은 100mg이다(2020년 보건복지부/한국영양학회 발표).

비타민D의 경우에도 하루 권장섭취량이 나라마다, 그리고 전문 학회나 기관마다 다르다. 예를 들면, 성인의 비타민D 일일 권장섭취

국가별 비타민C 하루 권장섭취량

국가	비타민C 하루 권장섭취량(mg)
영국, 인도	40
세계보건기구(WHO)	45
미국	90
한국, 일본	100
프랑스	110

량은 영국과 우리나라는 400IU(아이유, 단위)이며, 미국과 캐나다는 이보다 많은 600IU다.

또한 비타민D의 적정혈중농도 역시 미국의 의학한림원에서는 20ng/mL인 반면, 미국의 내분비학회와 우리나라 많은 병의원은 이보다 높은 30ng/mL로 정하고 있다. 이 기준에 따르면 앞서 언급한 대로 우리나라 사람들의 75%에서 90% 이상이 비타민D 결핍 혹은 부족으로 판정된다.

권장섭취량은 어떻게 만들어졌나

권장섭취량의 개념이 무엇이고 어떻게 정해진 것이기에 나라마다 이렇게 심하게 차이가 날까?

나는 권장섭취량의 개념과 정의에 심각한 오류가 있는 게 이 모든 문제의 근본적인 원인이라고 본다. 따라서 의학적으로 근거에 바탕을 둔 권장섭취량의 개념과 정의를 새롭게 정립해야 한다고 생각한다.

RECOMMENDED DIETARY ALLOWANCES*
FOOD AND NUTRITION BOARD, NATIONAL RESEARCH COUNCIL

Dietary standards to serve as a goal for good nutrition and as a "yardstick" by which to measure progress toward that goal have long been needed. In 1935 the League of Nations made a concerted group effort to formulate such a yardstick. One of the first concerns of the Food and Nutrition Board (formerly the Committee on Food and Nutrition of the National Research Council), established in 1940 to advise on nutrition problems in connection with National Defense, was to define in accordance with newer information the recommended daily allowances for the various dietary essentials for people of different ages.

The difficulty in such an undertaking lies in the lack of sufficient experimental evi-

* This article is a reprint of the National Research Council, Reprint and Circular Series, No. 115, January 1943, and is published, with permission of the National Research Council, because the material is of vital importance at this time.

dence on which to estimate requirements for the various nutrients with any great degree of accuracy. Judgments as to requirements are necessarily based on incomplete and often conflicting reports of research and clinical observations and on data derived from work on animals. Experiments with the various vitamins also differ with regard to procedure and interpretation. These variables explain the wide divergence in "requirements" as set forth in current literature on nutrition.

In view of the confusion caused by this great variation in standards used, it seemed desirable to attempt to derive a table of allowances which would represent the best available evidence on the amounts of the various nutritive essentials to include in practical diets. With this aim in view, the literature on the subject of each of the dietary essentials was critically appraised, and in addition judgments as to the various

TABLE 1.—RECOMMENDED DIETARY ALLOWANCES*
Food and Nutrition Board, National Research Council

	Calories	Protein	Calcium	Iron	Vitamin A***	Thiamin (B₁)	Riboflavin	Niacin (Nicotinic acid)	Ascorbic acid	Vitamin D
		grams	grams	mg.	I.U.	mg.**	mg.	mg.	mg.***	I.U.
Man (70 Kg.)										
Sedentary	2,500					1.5	2.2	15		
Moderately active	3,000	70	0.8	12	5,000	1.8	2.7	18	75	†††
Very active	4,500					2.3	3.3	23		
Woman (56 Kg.)										
Sedentary	2,100					1.2	1.8	12		
Moderately active	2,500	60	0.8	12	5,000	1.5	2.2	15	70	†††
Very active	3,000					1.8	2.7	18		
Pregnancy (latter half)	2,500	85	1.5	15	6,000	1.8	2.5	18	100	400 to 800
Lactation	3,000	100	2.0	15	8,000	2.3	3.0	23	150	400 to 800
Children up to 12 years:										
Under 1 year†	100/Kg.	3 to 4 Kg.	1.0	6	1,500	0.4	0.6	4	30	400 to 800
1–3 years††	1,200	40	1.0	7	2,000	0.6	0.9	6	35	†††
4–6 years	1,600	50	1.0	8	2,500	0.8	1.2	8	50	
7–9 years	2,000	60	1.0	10	3,500	1.0	1.5	10	60	
10–12 years	2,500	70	1.2	12	4,500	1.2	1.8	12	75	
Children over 12 years:										
Girls, 13–15 years	2,800	80	1.3	15	5,000	1.4	2.0	14	80	†††
16–20 years	2,400	75	1.0	15	5,000	1.2	1.8	12	80	
Boys, 13–15 years	3,200	85	1.4	15	5,000	1.6	2.4	16	90	†††
16–20 years	3,800	100	1.4	15	6,000	2.0	3.0	20	100	

* Tentative goal toward which to aim in planning practical dietaries; can be met by a good diet of natural foods. Such a diet will also provide other minerals and vitamins, the requirements for which are less well known.

권장섭취량이 처음 만들어지게 된 것은 지금부터 80여 년 전인 제2차 세계대전으로 거슬러 올라간다. 당시 영양 결핍은 매우 흔해 미국의 군징집병중 25%가 현재 혹은 과거 영양결핍자였다. 1940년, 미국 국방자문위원회는 미국국립과학한림원 국립연구평의회에 국방과 관련한 영양에 대한 조언을 요청했다.

평의회 산하 음식영양위원회에서 군인들뿐 아니라 일반 대중에게 적용되는 주요 영양소의 권장섭취량을 1941년에 만들어, 제1판을 학술지 〈영양리뷰〉에 1943년에 발표했다.

문제는 이때 만들어진 권장섭취량의 개념과 정의는 논문에서 명확하게 서술되어 있지 않았다는 것이다. 실험적 연구와 동물 연구뿐 아니라 사람을 대상으로 한 임상 연구가 불충분한 상태에서 50여 명의 전문가들에게서 의견을 수렴해 칼로리, 단백질, 칼슘, 철, 비타민A, 비타민B1, 비타민B2, 비타민B3, 비타민C, 비타민D의 등 주요 영양소별 권장섭취량을 정했다.

다시 말해 권장섭취량은 건강의 최적 상태와 관련한 의학적 및 임상적으로 타당한 연구 결과가 아닌 근거가 불충분한 전문가들의 '합의'로 만들어진 것이다.

그 뒤로 지금까지 권장섭취량이 개정되면서 1974년도 권장섭취량 8판에서 실제적으로 모든 건강한 사람들의 영양필요량(요구량, requirements)을 충족시키는 데 적절한 필수영양소의 섭취량을 권장섭취량이라고 정의했다.

1989년도 10판에서 38쪽 그림에 제시된 것과 같이 평균필요량에 2표준편차를 더한 값을 권장섭취량으로 정의하고, 이렇게 되면 대부분의 개인의 필요량을 충족시킬 것이라고 서술했다.

그 뒤로 몇 번의 개정이 있었지만, 권장섭취량의 개념은 건강한 사람의 대부분에 해당하는 97~98%의 영양소 필요량을 충족시키는 양으로 정의하고 있다.

그런데, 여기에서 필요량이라고 표현한 개인마다 다른 섭취량을 개인의 최적의 건강 상태를 유지하는 데 적절한 양이라고 볼 수 있는 의학적 근거가 있는가?

현재의 권장섭취량은 과도하다

건강한 사람들의 섭취량 분포에서 97~98%인 대부분의 사람들의 필요량이라는 것은, 다시 말하면 상위 2.5%에 해당하는 섭취량이다. 그런데 왜 이 양이 '권장'섭취량이 되어야 하는가? 오히려 과도한 섭취량이지 않은가?

제2차 세계대전 당시인 1940년대에야 영양 결핍이 만연했기 때문에 잘 먹고 많이 먹을수록 건강할 것이라는 전제가 틀리지 않았을 수도 있다. 하지만 이후 많은 나라에서 경제가 발전하면서 충분한 음식과 영양을 섭취하게 되었다. 이제는 영양 결핍이 문제가 되기보다는 오히려 과잉 영양, 즉 비만이 주요 질병의 중요한 원인이 되었다.

이러한 상황에서도 여전히 상위 2.5%에 해당하는 과도한 섭취량을 권장섭취량으로 정의하는 것이 의학적으로 타당할까? 예를 들어, 100명의 일반인을 하루 소금 섭취량에 따라 나열했을 때 1g부터 5g, 10g, 15g, 20g 정도까지 섭취 분포를 보이고, 10g 정도가 평균적인 하루 소금 섭취량이라고 가정해보자. 이때 상위 2.5%에 해당하는 사람의 소금섭취량이 17g이라고 해보자. 그럼 현재의 권장섭취량의 정의에 따르면 소금의 하루 권장섭취량은 17g이 되어야 한다.

하지만 세계보건기구에서는 하루에 5g 미만의 소금을 섭취할 것을 권장한다. 왜냐하면 의학적 연구 결과, 이보다 많은 양의 소금을 섭취하는 경우 고혈압, 골다공증, 위암이 발생할 확률이 높아지기 때문이다.

앞에서 언급한 대로 비타민C의 권장섭취량이 나라마다 약 3배까지 차이가 나는 이유는 나라마다 대개는 음식을 통한 비타민C의 섭취량이 다르기 때문이다. 영국과 인도는 상위 2.5%가 40mg의 비타민C를 섭취하는 데 비해, 우리나라는 100mg의 비타민C를 섭취하기 때문에 권장섭취량이 심하게 차이 나게 된 것이다. 이는 그 나라 사람들이 평상시 먹는 전통적인 식단과 관련이 있다. 즉 영국과 인도는 우리나라에 비해 비타민C 섭취량 자체가 적은 식단이라는 것이다. 현재의 권장섭취량의 정의가 건강한 인구집단에서 가장 많이 섭취하는 사람들이 섭취하는 양(상위 2.5%)을 기준으로 하기 때문에 전반적으로 비타민C 섭취량 수준이 우리나라의 반이 되지 않는 영국과 인도는 권장섭취량 자체도 반이 안 되는 것이다.

정리하면, 비타민C뿐만 아니라 현재 대부분의 영양소의 권장섭취량은 잘못된 권장섭취량의 정의와 개념 때문에 섭취량과 건강 사이의 관련성에 대한 의학적 근거 없이 과도하게 높게 설정되어 있다는 것이다.

권장섭취량을 새롭게 정의할 때

의학적으로 타당한 특정 영양소의 권장섭취량은 어느 정도일까? 어느 섭취량 이하에서 해당 영양소 결핍증이나 특정 질병 혹은 사망의 위험성이 높아질까, 혹은 반대로 최적의 건강 상태를 유지할 수 있을까?

이는 전향적 코호트 연구를 통해 정의되어야 한다. '전향적'이라는 말은 지금부터 미래로 나아가 관찰한다는 의미이고, '코호트 연구'란 공통된 특징을 가진 집단을 대상으로 시행하는 연구를 말한다. 먼저, 병이 없는 건강한 사람들을 수천 명 혹은 수만 명 이상 모아 현재 특정 영양소를 얼마나 섭취하고 있는지 정보를 모은다. 그다음 향후 10년 혹은 20년 후 섭취량의 정도에 따라 질병의 발생이나 사망률이 어떻게 되는지 알아보는 연구를 통해 해당 질병이나 사망이 가장 낮은 섭취량 구간을 알아내 '권장섭취량'으로 정의한다.

예를 들어, 체중이 너무 많이 나가거나 적게 나가면 여러 가지 질병의 발생이나 사망률이 높아진다. 그래서 표준 체중을 유지해야 건강하게 살 수 있다는 상식을 우리는 잘 알고 있다.

이러한 건강 상식은 코호트 연구를 통해 알게 된 것이다. 연구를 시작한 시점의 체중에 따라 몇 년이 경과한 후에 특정 질병이 발생하거나 사망하는 양상이 어떻게 다른지 확인한 결과다.

일반적으로 키가 큰 사람은 체중이 많이 나가기 때문에 키와 체중을 이용해 만든 체질량지수(Body Mass Index, BMI)라는 지표를 사용한다. 코호트 연구 결과 체질량지수가 18.5 미만을 저체중, 18.5에서 25까지를 정상 체중, 25에서 30까지를 과체중, 30 이상을 비만으로 정의하게 되었다. 체질량지수가 18.5에서 25 사이에 해당하는 사람들이 질병의 발생이나 사망이 가장 적었고, 이보다 적거나 많이 나가는 사람들은 질병의 발생이나 사망이 많았기 때문이다.

특정 영양 성분의 권장섭취량 역시 정상 체중처럼 새롭게 정의해야 한다. 코호트 연구를 통해 질병의 발생이나 사망이 가장 낮은 범위의 섭취량을 권장섭취량으로 정해야 한다.

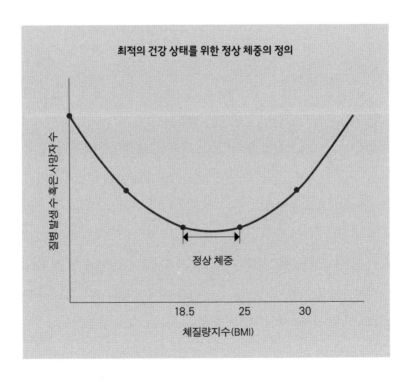

최적의 건강 상태를 위한 정상 체중의 정의

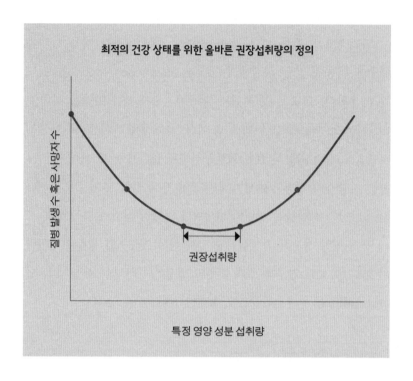

최적의 건강 상태를 위한 올바른 권장섭취량의 정의

질병 발생 수 혹은 사망자 수

권장섭취량

특정 영양 성분 섭취량

정리하면, 현재의 권장섭취량은 건강한 사람들 중에서 특정 영양 성분을 극단적으로 많이 섭취하는 상위 2.5%에 해당하는 과도한 섭취량으로 잘못 정의하고 있다. 의학, 영양학, 역학, 보건학 등 영양과 관련 전문 분야가 모여 권장섭취량의 개념과 정의를 새롭게 정립해야 할 때가 아닌가 싶다.

＊ 본 권장섭취량의 정의와 개념의 문제점에 대한 내용은 본 책의 저자인 명승권 교수가 short communication 유형의 논문으로 작성해 2024년 6월, 국제학술지인《영양(Nutrition)》에 출판되었다.

3장

영양제 효과는 경험이 아니라
의학연구를 통해
근거를 확인해야 한다!

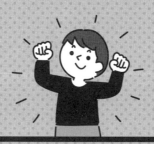

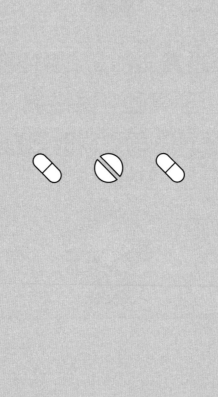

질병에 대해
우리가 오해하는 것

영양소가 부족하다는 오해

앞서 권장섭취량의 정의와 개념에 문제가 있음을 이야기했다. 현재의 잘못된 권장섭취량의 정의, 즉 과도하게 높이 설정된 권장섭취량으로 인해 건강을 유지하는 데 충분한 영양소를 섭취하고 있는데도 '부족'하다고 이른바 '오진'을 내린 것이 일차적이고 근본적인 문제다.

우리 아이들의 건강을 유지하기 위해 일반적으로 음식에서 섭취하는 칼슘, 칼륨, 비타민D 등의 영양소가 부족하지 않은데도 잘못된 과도하게 높게 설정된 권장섭취량으로 인해 전문가들조차 영양제를 보충해야 한다고 잘못 판단하고 있는 것이다.

백번 양보해 현재 권장섭취량의 정의와 개념이 의학적으로 맞다고 가정해보자. 현재 권장섭취량 기준으로 특정 영양소가 부족한 상황에서 해당 영양소를 음식이 아닌 영양제, 즉 보충제의 형태로 섭취하면 결과적으로 건강에 도움이 된다는 의학적 근거가 있다면 영양제를 권고할 수 있다. 그런데 과연 그런 의학적 근거, 임상적('사람을 대상으로 한'이라는 뜻) 근거가 있는가?

이 문제에 관해 설명하려면 먼저 의학연구에 대해 이해할 필요가 있다. 그래야 영양제, 건강 기능식품, 신약이나 새로운 치료법의 효능을 이해하고 판단할 수 있기 때문이다.

의학연구에 대해 설명하기 전에 질병과 치료에 대해 흔히 가지는 오해에 대해 짚고 넘어가고자 한다.

많은 질병이 저절로 낫는다

일반적으로 질병은 일부 희귀, 난치병을 제외하면 다음과 같은 특징을 가진다.

'많은 질병은 특별한 조치를 취하지 않아도 시간이 지나면서 자연히 좋아지는 경향이 있다.'

예를 들어, '감기에 걸렸을 때 약을 먹으면 7일, 약을 먹지 않으면 일주일 후에 좋아진다'라는 우스갯소리가 있다. 그런데 이 말은 의학적으로 그렇게 틀린 말이 아니다.

감기를 일으키는 바이러스는 200여 종으로 이들 바이러스를 죽이는 약은 없다. 의사가 처방하는 감기약은 감기에 걸렸을 때 나타나는 증상을 완화해주는 대증요법에 불과하다.

감기약을 먹어도 감기에 걸려 있는 기간(증상이 지속되는 기간)은 감기약을 먹지 않은 경우와 별 차이가 없으며, 이 기간은 일반적으로 7~10일로 알려져 있다. 그러니까 감기에 걸리면 특별한 치료를 하지 않아도 6일째 정도가 되면 증상이 좀 남아 있다가 다음 날이 되면 좋아질 수 있다.

그런데 이 시기에 생강이나 도라지를 넣어 달인 물을 마시거나, 비타민C와 같은 영양제를 먹거나, 영양주사를 맞거나, 심지어 소주에 고춧가루를 타서 마시고 푹 잤다고 해보자. 다음 날 증상이 좋아지면 이런 요법들이 감기를 낫게 해줬다고 잘못 해석하게 된다.

그러나 이는 '까마귀 날자 배 떨어진 격'으로 인과관계를 확정할 수 없다. 그러한 조치를 취하지 않았어도 어차피 시간이 지나면서 증상은 좋아졌을 것이다. 감기뿐만 아니라 상당히 많은 급성 혹은 만성질병이 이러한 성격을 갖고 있다.

단정할 수 없는 효과

플라시보 효과(placebo effect)에 대해 들어봤을 것이다. 실제로는 의학적 혹은 약리학적인 효과가 없는 행위나 처치를 해도 육체적 혹은 정신적인 특정 증상이 좋아지거나 병세가 호전되는 위약효과를 말한다.

예를 들어, 의사가 두통이 있는 환자에게 진통 효과가 없는 밀가

루로 만든 약을 새로 나온 효과가 좋은 진통제라고 말하면서 주면, 환자 10명 중 2~3명 정도는 두통이 없어질 수 있다. 실제로 두통을 없애는 효과가 없는 밀가루지만 약이라고 믿고 심리적으로 안정을 느껴 증상이 좋아질 수 있는 것이다.

마지막으로 질병을 예방하거나 치료할 목적으로 동시에 여러 가지 행위나 처치를 시행해 효과가 나타났다고 가정해보자. 여러가지 행위나 처치 중 표준 의학에서 입증된 행위나 처치가 아닌 것도 효과가 있는지는 단정할 수 없다는 것이다.

예를 들어, 간과 뼈로 전이된 4기 폐암 환자가 수개월간 항암 약물요법과 방사선 치료를 받는 도중 구토와 피로감이 발생했다. 주변 사람들이 개똥쑥이라는 풀이 항암효과가 뛰어나다고 하기에 병원에서 치료를 중단하고 개똥쑥을 먹기 시작했다.

한 달이 지나면서 증상이 호전되는 느낌이 있어 병원에 다시 방문해 흉부 CT 검사를 했는데 폐암 병변이 많이 줄어들었다. 이 상황에서 환자는 개똥쑥이 효과가 있었다고 생각할 수 있다.

하지만 의학적으로 보면, 개똥쑥은 암세포를 대상으로 한 실험 연구에서 항암 효과가 나타나긴 했으나, 그게 사람을 대상으로 입증된 것은 아니다. 그렇기 때문에 환자가 그동안 받았던 항암 약물요법과 방사선 치료가 효과를 나타낸 것으로 판단하는 것이 과학적이고 의학적으로 옳다.

요약하면, 질병은 일반적으로 시간이 지나면 저절로 좋아진다. 플라시보 효과라는 것도 있고, 여러 가지 행위나 처치를 동시에 했거나 아직 표준의학에서 입증된 것이 아니라면 효과는 단정 지을 수 없다.

　마찬가지로 우리가 영양제를 먹거나 특정 방법을 사용해 증상이나 질병이 좋아졌다고 해서 해당 방법이 효과가 있다고 결론 내릴 수는 없다. 영양제 또한 많은 사람을 대상으로 그 효과를 의학적으로 검증해야 한다.

영양제가 필요한 의학적 근거를 살피자

신약 개발을 위한 연구 방법들과 근거 수준 피라미드

의학에서 어떤 새로운 약물이나 치료법 혹은 영양제가 어떤 질병을 예방하거나 치료하는 데 효능이 있는지 확인하기 위해서는 일반적으로 실험실 연구, 동물 연구(동물실험), 임상 시험을 단계적으로 시행해 그 효능뿐 아니라 안전성(부작용)을 검증해야 한다.

'임상(臨牀)'이라는 말은 '환자를 진료하거나 연구하기 위해 병상에 임하는 일'이라는 뜻으로 '사람을 대상으로 함'이라는 뜻을 가진다.

실제 의사들이 처방하고 있는 해열진통제, 고혈압약, 당뇨약 등 모든 약은 실험실 연구, 동물 연구, 임상 시험을 시행해 효능과 안전성이 입증되어 식품의약품안전처(이하, 식약처)의 승인을 받았기 때문에 사용되고 있는 것이다.

이러한 연구 방법들은 근거 수준에 따라 그림과 같은 피라미드를 그릴 수 있는데, 이를 '근거 수준 피라미드'라고 한다. 일반적으로 위로 올라갈수록 연구의 빈도는 낮지만, 연구 방법의 '근거 수준'이 높다. 즉 실험실 연구보다는 동물 연구가, 동물 연구보다는 임상 시험의 근거 수준이 높다.

여기에서 반드시 알아야 할 것은 동일한 약이나 치료 방법이라 하더라도 임상 시험에 따라 결과가 다르게 나올 수 있다는 것이다.

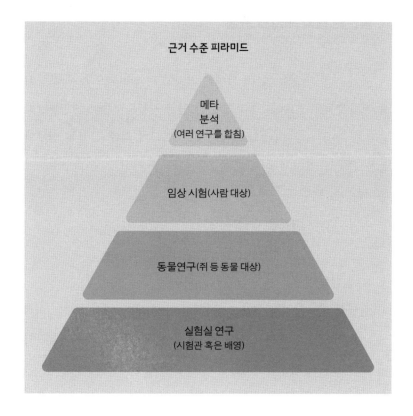

즉 어떤 임상 시험에서는 효과가 있지만, 다른 임상 시험에서는 효과가 없거나 오히려 해롭다는 결과가 나올 수 있다.

이런 경우 여러 임상 시험을 합쳐서 분석하는 방법이 있는데, 이를 '메타분석'이라고 한다. 메타분석은 모든 연구 방법 중에서 가장 근거 수준이 높다. 그렇기 때문에 약이나 영양제가 효과가 있는지 알아보기 위해서는 한두 개의 임상 시험 결과만을 가지고 판단하기보다는 메타분석의 연구 결과로 판단해야 한다.

험난한 신약 개발의 과정

신약 개발 과정을 좀 더 자세히 알아보자. 일반적으로 새로운 약을 개발할 때는 사람을 대상으로 한 임상 시험을 시행하기 전에, 효능과 부작용 혹은 독성의 가능성을 확인하기 위해 실험실 연구와 동물 연구를 거친다. 이러한 연구를 '전임상 시험' 혹은 '비임상 시험'이라고도 한다.

신약 개발의 과정은 다음과 같다.

(1) 실험실 연구

실험실 연구는 살아 있는 생명체가 아닌 세포, 미생물(세균, 바이러스, 곰팡이 등), 생체분자를 대상으로 유리로 만든 길쭉한 시험관이나 둥근 모양의 배양접시(페트리 디쉬, 샬레)에서 연구를 시행하는 것을 말한다. 예를 들어 세균을 배양접시에 배양해 새로운 항생제를 넣었을 때 세균이 죽는 것을 확인함으로써 항생제 효과를 확인하는 것이다.

(2) 동물 연구

실험실 연구에서 효과가 나왔다고 곧바로 환자를 대상으로 시험하지 않고, 동물 연구를 시행하게 된다. 대개는 쥐와 같은 동물을 대상으로 세균 감염을 시켜 감염병을 발생시킨 다음, 반은 위약(가짜약)을 투여하고, 나머지 반은 새로운 항생제를 투여한다. 그 결과, 위약을 투여받은 쥐들보다 월등히 많은 수에서 증상의 호전이 있다면 효과가 있다고 볼 수 있다.

앞서 설명했듯이, 시간이 지나면서 좋아지거나 위약효과로 인해 좋아질 수 있기 때문에 위약을 사용해 비교함으로써 약리학적인 효능을 확인하는 것이다.

(3) 임상 시험

이렇게 실험실 연구와 동물 연구를 거쳐 새로운 약(혹은 처치) 잠재적으로 효능이 있을 것으로 판단되면, 사람을 대상으로 임상 시험을 진행한다. 임상 시험 과정은 대개 3단계로 진행되는데, 이를 1상, 2상, 3상 임상 시험이라고 부른다.

1상 임상 시험은 첫 번째 단계의 임상 시험이다. 수십 명(대략 20~80명)의 정상인을 대상으로 새로운 약을 몇 가지 다른 용량으로 투여한다. 그리고 어느 용량에서 부작용이 발생하는지 안전성을 알아본다.

2상 임상 시험에서는 1상 임상 시험에서 얻은 적정 투여 용량으로 보다 많은 환자(대략 100~300명)를 대상으로 효능과 안전성을 확인한다.

경우에 따라서는 환자를 무작위로 두 군으로 나눠 한 군은 새로운 약을 투여하고, 다른 군은 위약 혹은 기존 약을 투여해 효능과 안전성을 비교하기도 한다. 이를 무작위 비교 임상 시험(이하, 임상 시험)이라고 한다.

3상 임상 시험에서는 대규모의 환자(대략 1000~3000명)를 무작위로 두 군으로 나눠 한 군은 새로운 약을 투여하고, 다른 군은 위약 혹은 기존 약을 투여해 효능과 안전성을 확정한다.

이렇게 3상 임상 시험까지 시행해 새로운 약이 효능뿐 아니라 안

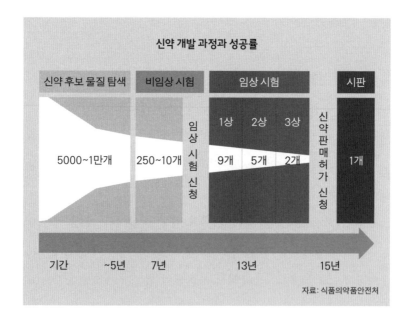

신약 개발 과정과 성공률

신약 후보 물질 탐색	비임상 시험	임상 시험			시판
		임상 시험 신청	1상	2상 3상	신약 판매 허가 신청
5000~1만개	250~10개		9개	5개 2개	1개

| 기간 | ~5년 | 7년 | 13년 | | 15년 |

자료: 식품의약품안전처

전성까지 확정이 되면 식약처에 승인을 받기 위해 자료를 제출한다. 식약처에서 엄격한 심사를 거쳐 승인을 해주면 비로소 의사의 처방을 통해 환자가 복용하거나 주사를 맞을 수 있게 된다.

이렇듯 신약 개발을 위해서는 신약 후보 물질을 탐색하는 데만 5년 정도 걸리고, 5000개에서 1만 개의 후보물질 중 10개에서 250개 정도만이 실험실 연구나 동물 연구와 같은 비임상 시험에 들어간다.

실험실 연구 및 동물 연구에서 효능과 안전성이 어느 정도 입증되면 9개 정도가 사람을 대상으로 임상 시험에 들어간다. 1상, 2상, 3상 임상 시험을 거쳐 최종적으로는 1개 정도가 식약처로부터 판매 허가를 승인받고 판매가 된다. 이 과정은 최소한 10~15년 걸리고, 수천억에서 수조 원까지 비용이 든다.

건강기능식품은 믿을 만할까?

우리나라에서는 영양제와 같은 건강기능식품을 식약처에서 인정을 받기 위해 신약과 비슷한 절차를 거치기는 하지만, 2017년 이전까지는 그 심사 과정 및 인정 기준이 문제가 있을 정도로 허술했다. 예를 들면, 건강기능식품의 기능성 인정 등급을 총 4단계로 나눴다. 기능성 인정 등급이 높은 것에서 낮은 것순으로 질병발생위험감소기능, 생리활성기능 1, 2, 3등급이 있었다.

질병발생위험감소기능과 생리활성기능 1등급은 실험실 연구와 동물 연구에서 효능이 확실히 입증될 뿐만 아니라 사람을 대상으로 한 '다수'의 임상 시험에서 효능이 입증되어야 한다.

　문제는 생리 활성 기능 2등급은 1건의 임상 시험에서 효능이 입증되면 인정을 받을 수 있다는 것이다. 앞서 이야기했듯이 같은 약이라도 어떤 임상 시험에서는 효능이 있다고 나왔다 하더라도 다른 임상 시험에서는 효능이 없다고 나올 수 있다. 그렇기 때문에 여러 임상 시험에서 반복적으로 효능이 관찰되거나 여러 임상 시험을 종

식약처의 건강기능식품의 기능성 등급 인정 기준(2017년 이전까지)

기능성 등급	기능성 내용		인정 기준
질병 발생위험 감소기능	○○발생위험 감소에 도움을 줌		기반연구자료를 통해 생리학적인 효과 또는 기전이 명확하게 입증되어야 하고 일관성 있는 바이오마커의 개선효과가 다수의 인체적용시험(RCT)에서 확보되어야 함 ＊ 질병 관련 바이오마커의 확인
생리활성 기능	1등급	○○에 도움을 줌	기반연구자료를 통해 생리학적인 효과 또는 기전이 명확하게 입증되어야 하고 일관성 있는 바이오마커의 개선효과가 다수의 인체 적용시험(RCT)에서 확보되이야 함 ＊ 생리활성 관련 바이오마커의 확인
	2등급	○○에 도움을 줄 수 있음	기반연구자료를 통해 가능성 있는 생리학적인 효과 또는 기전을 추측할 수 있어야 하고 일관성 있는 바이오마커의 개선효과가 최소 1건 이상의 인체적용시험(RCT)에서 확보되어야 함 (추측 제안기전과 관련한 바이오마커 1개라도 기반연구시험과 인체적용시험에서 일관선있게 확인되어야 함) ＊ 생리활성 관련 바이오마커의 확인
	3등급	○○에 도움을 줄 수 있으나 관련 인체적용 시험이 미흡함	기반연구자료를 통해 생리학적인 효과 또는 기전을 추측할 수 있는 자료가 있으나, 인체적용시험(RCT)에서 기능성을 확보할 수 없음

＊ 생리활성기능은 과학적 근거 정도에 따라 3가지 등급으로 구분된다.

합한 메타분석에서 그 효능이 입증되어야 한다.

그런데도 30~50명 정도의 적은 연구대상자를 이용한 소규모의 한 건의 임상 시험만으로도 건강기능식품으로 인정을 해준다는 것은 심각한 문제가 아닐 수 없었다.

더 큰 심각한 문제는 가장 낮은 생리활성기능 3등급의 경우 실험실 연구나 동물 연구에서만 효과나 기전을 추측할 수 있지만, 임상시험에서는 기능성을 확보할 수 없는 경우에도 건강기능식품으로 인정해줬다는 것이다.

2017년에 식약처에서는 이러한 건강기능식품 기능성 등급제도가 미흡함을 인정하고, 질병발생위험감소기능, 생리활성기능 1, 2등급은 통합하고, 쉽게 인정받을 수 있었던 3등급은 없앴다.

하지만 여전히 이전에 인정을 받았던 대부분의 건강기능식품은 판매되고 있다. 따라서 모든 건강기능식품의 기능성과 효능에 대해 최신의 임상 시험 및 메타분석 연구 결과를 바탕으로, 엄격한 기준으로 재평가해야 한다.

어린이 영양제의 효능, 어떻게 입증할까?

자, 그렇다면 어린이 영양제가 효능이 있는지 어떻게 알 수 있을까? 앞서 이야기했듯이 영양제를 복용하고 증상의 개선이 있다고 하더라도 시간이 지나면서 저절로 좋아지거나 플라시보 효과의 가능성이 있기 때문에 의학연구를 통해 효능과 안전성이 입증되어야 한다.

실험실 연구나 동물 연구에서 어떤 영양제가 탁월한 질병 치료에 효과가 있다 하더라도 사람을 대상으로 한 임상 시험에서 입증이 되어야 한다. 다수의 어린이를 대상으로 한 다수의 비교임상 시험에서 효능이 입증되어야 하는 것이다.

더 나아가 같은 영양제라도 임상 시험 연구마다 결과가 다를 수 있다. 그렇기 때문에 여러 임상 시험을 종합한 메타분석에서 특정 영양제의 효능과 안전성을 입증하고 확인해야 한다.

이 책에서는 어린이 영양제 종류별로 건강에 도움이 되는지 최신 임상 시험을 종합한 메타분석 결과를 근거로 살펴볼 것이다. 연구결과를 해석하고 판단할 때는 다음과 같은 몇 가지 점을 반드시 고려해야 한다.

(1) **충분한 연구 수와 연구대상자 수**: 메타분석에 포함된 임상 시험의 숫자가 3~5개 이하거나 1건(편)의 임상 시험에 포함된 총 연구대상자 수가 수십 명 수준이면 결론을 내리기에는 일반적으로 불충분하다.

　　이런 경우라면 영양제가 설령 효과가 있다고 나오더라도 권장하기에 충분하지 않다. 효과가 없다면 더욱 가능성이 낮아 권장할 수 없다. 일반적으로 메타분석에 포함된 임상 시험의 수가 10건 내외 이상, 메타분석에 포함된 총 연구대상자 수가 최소한 수백 명에서 수천 명 이상이면 결론을 내리기에 어느 정도 충분하다고 본다.

(2) 연구의 질적 수준: 메타분석에 포함된 임상 시험의 질적 수준을 평가했을 때 낮게 나온다면 '근거 수준'이 낮다고 본다. 질적 수준이 낮은 연구에서 영양제가 효과가 있다고 나오더라도 해당 영양제의 사용을 권장할 수 없다.

(3) 이해관계: 임상 시험은 특정 영양제를 개발하거나 제조하는 업체가 연구비용이나 임상 시험에 사용된 영양제를 지원한 경우가 흔한데 이를 '의뢰자 주도 임상 시험'이라고 한다. 반대로 개발 혹은 제조업체와 무관하게 연구자들이 연구비용을 마련해 임상 시험을 하는 경우는 '연구자 주도 임상 시험'이라고 한다.

메타분석을 시행한 결과, 연구자 주도 임상 시험을 종합했을 때는 영양제가 효과가 없었으나, 의뢰자 주도 임상 시험만을 종합했을 때는 영양제가 효과가 있다고 나오는 경우에는 이해관계가 개입되어 있을 가능성이 있다. 따라서 효과가 있다고 결론을 내리기에 한계가 있다.

(4) 통계적 의미와 임상적 의미: 일반적으로 영양제를 먹은 군과 먹지 않거나 위약을 먹은 군의 두 군으로 나눠 임상 시험을 하는데, 측정값이 두 군에 차이가 있을 때 통계적인 의미가 있을 정도의 차이가 있는지를 판단한다. 문제는 통계적으로 의미있는 차이가 있어 영양제가 '효과가 있다'라는 결론을 내렸다 하더라도, 그 수치가 임상적으로 판단했을 때 큰 의미가

없을 수도 있다. 통계적 의미는 보통 P값이나 95% 신뢰구간으로 판정하는데 P값은 0.05 미만이면 통계적으로 의미가 있다고 본다. 95% 신뢰구간은 어떨까? 상대위험도나 교차비(오즈비)와 같은 '비(ratio)'는 신뢰구간 안에 숫자 1이 포함되지 않거나, 표준화 평균차나 가중 평균차와 같은 '차이(difference)'를 알아보는 경우 숫자 0이 포함되지 않으면 통계적으로 의미가 있다고 본다.

예1) P값

고용량의 비타민C가 피로를 줄이는지 알아본 실제 임상 시험을 이해하기 쉽게 숫자를 약간 바꿔 예로 들어보자. 피로도 점수를 주관적으로 평가해 가장 피로도가 심한 경우를 10점이라고 했을 때 비타민C를 먹은 사람들의 평균이 먹기 전 5점에서 먹은 후 4.5점으로 떨어졌고, 위약을 먹은 사람들의 평균이 먹기 전 5점에서 5점으로 차이가 없다고 가정해보자. 두 군 간에 차이가 있는지 통계적으로 검정한 결과 P값이 0.02로 두 군간에 의미 있는 차이가 있었다. 그런데 피로도 점수가 5점에서 3점이나 2점 혹은 피로가 없어진 경우라면 피로 감소에 효과가 있다고 볼 수 있지만, 4.5점으로 내려간 것은 임상적으로 차이를 느끼기 힘들기 때문에 임상적으로 의미가 없다. 즉 임상적으로 비타민C가 피로를 줄이는 데 효과가 있다고 볼 수 없다.

예2) 95% 신뢰구간

평소 비타민C를 먹으면 감기를 예방할 수 있는지 알아본 임상 시험을 종합한 실제 메타분석 논문을 이해하기 쉽게 숫자를 약간 바꿔 예로 들어보자.

비타민C와 감기예방에 대한 20편의 임상 시험을 종합한 메타분석 결과가 있다. 1년 동안 한 군은 비타민C를 매일 적어도 200mg씩 복용하게 하고, 나머지 다른 군은 위약(가짜 약)을 먹게한 임상 시험 결과를 모두 종합했다. 그 결과 임상 시험기간 1년 동안 적어도 한번 이상 감기에 걸린 적이 몇 명이나 되는지 두 군을 비교한 결과 상대위험도가 0.96으로 나왔고, 이 값의 95% 신뢰구간은 0.94에서 0.98로 나왔다. 비타민C를 매일 먹은 사람들은 위약을 먹은 사람보다 감기에 걸렸던 사람 수가 0.96배, 다시 말하면 4% 정도 덜 걸렸다는 것이다.

95% 신뢰구간이 1을 포함하고 있지 않기 때문에 통계적으로 의미 있게 비타민C는 감기의 빈도를 줄일 수 있다고 판정할 수 있다. 하지만, 임상적으로 봤을 때 매일 비타민C를 먹었는데도 먹지 않은 사람보다 감기를 예방하거나 줄이는 효과가 10% 혹은 30%도 아니고 4% 줄이는 것이 과연 의미가 있을까. 결론적으로 이는 통계적으로 의미는 있지만 임상적으로는 의미가 없다고 판단한다.

2부

영양제는 약이 아닙니다

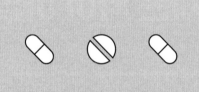

생명의 비타민

비타민의 탄생

영양제라고 하면 가장 먼저 떠오르는 대표적인 것이 바로 비타민이다. 먼저 비타민의 역사에 대해 잠시 알아보자.

1912년, 영국 생화학자인 프레드릭 홉킨스는 《생리학저널》에 쥐를 대상으로 실험한 결과를 발표했다. 순수한 단백질, 탄수화물, 지방, 염분으로 만든 인공 혼합물을 먹였을 때는 쥐가 자라는 데 실패했지만, 여기에 아주 소량의 우유를 첨가했을 때는 잘 자랐다는 것이다.

따라서 일반적인 음식에는 동물의 성장과 생존에 꼭 필요한 소량의 어떤 물질이 존재할 것으로 추정했고, 이 물질을 '보조음식인자'라고 불렀다(홉킨스 박사는 이 연구에 대한 공로를 인정받아 1929년에 노벨생리의학상을 수상함).

이후 이 물질을 '비타민(vitamin)'이라고 명명했는데, 비타민은 1912년에 폴란드의 생화학자인 캐시미어 풍크가 동료 생화학 교수의 제안을 받아들여 만든 새로운 합성어다.

생명 혹은 활력을 나타내는 vital(바이탈)과 암모니아에서 만들어지는 amine(아민)의 합성어로 vital amines 혹은 vitamines라고 해서 '생명의 아민'이라는 뜻을 담고 있다.

그런데 당시에 각기병이나 유사한 각종 음식 결핍 질환을 예방할 수 있는 영양 성분이 아민류일 것으로 생각했으나 실제로는 모두가 아민류는 아닌 것이 밝혀졌다. 그래서 1920년 잭 드루몬드가 'e'를 빼자고 제안해, vitamine에서 vitamin으로 줄여 지금까지 사용되고 있다.

각기병에서 발견한 비타민B

'각기병'이라는 병이 있다. 한자로 '다리 각(脚)', '기운 기(氣)'인데, 말 그대로 다리에 기운이 빠지는 병이다. 영어로는 베리베리(beriberi)라고 하는데 '나는 할 수 없어, 나는 할 수 없어'라는 뜻의 스리랑카 원주민의 말로 유래된 것으로 알려졌다.

각기병은 신경계 이상이 많은 건성 각기병과 심장 문제가 많은 습성 각기병으로 나눈다. 건성 각기병은 신경계에 이상이 생겨 손발의 감각이 무뎌지고 다리를 움직여 걷기가 힘들고, 통증이 생긴다.

습성 각기병은 심장에 이상이 생겨 심장박동수가 빨라지고, 숨이 차고 다리가 붓는 부종이 발생하기도 한다.

각기병의 원인을 연구하던 영국 의사 윌리엄 플레처는 1905년 음식에 들어 있는 어떤 성분을 제거하는 경우 특정 질병이 발생한다는 사실을 알아냈다. 도정한 흰쌀(백미)만 먹으면 각기병이 생기고, 도정하지 않은 현미를 먹으면 각기병이 예방된다는 것을 발견한 것이다.

여기서 도정이란 벼를 수확해 현미를 만들고 다시 백미를 만드는 과정을 말한다. 탈곡한 벼에서 왕겨(겉껍질)를 벗긴 것을 현미라 하고, 더 나아가 현미에서 배아(씨눈)와 쌀겨(속껍질)를 벗긴 것을 백미라고 한다.

나중에 알게 됐지만, 배아에 비타민B1를 포함한 각종 영양분이 가장 많이 들어 있는데, 백미는 배아가 없어지기 때문에 백미만 먹으면 비타민B1이 부족해져 각기병이 생긴 것이다.

결국 각기병의 영어명 Beriberi의 B에서 유래해 비타민B가 탄생했다. 각기병이 비타민B1이 부족하면 생긴다는 사실이 밝혀졌기 때문에 현대에는 각기병이 걸리면 비타민B1을 공급해서 치료한다.

A부터 K까지 비타민의 종류

비타민은 현재까지 비타민A, B1, B2, B3, B5, B6, B7, B9, B12, C, D, E, K 등 총 13종이 있다. 비타민의 이름이 처음으로 붙여지게 된 것은 앞서 언급했듯이 1912년에 비타민B, 정확히는 B1를 발견하면서부터다. 비타민B가 결핍되면 생기는 각기병의 영어명 Beriberi의 B에서 유래한 이후 새로운 비타민이 발견될 때마다 알파벳순으로 1913년에 비타민A, 1920년에 비타민C와 비타민D, 1922년에 비타민E, 1929년에 비타민K가 명명되었다. 비타민B 계열은 역시 발견된 순서대로 번호가 붙여졌다.

그런데 비타민E에서 비타민K로 건너뛴 이유는 무엇일까? 원래 비타민F부터 J까지 명명되었던 비타민들이 있었다. 하지만 이 비타민들을 연구한 결과, 비타민의 정의에 맞지 않거나 비타민과는 다른 물질이라는 것이 밝혀져 비타민에서 제외되거나 비타민B 계열로 재분류됐다.

비타민J까지 명명되고 나서 그다음에 발견된 비타민은 혈액 응고에 관여하는 물질이다. 이를 분리한 과학자가 독일어를 썼기 때문에 자연스럽게 독일어로 '응고'라는 뜻을 가진 Koagulation에서 'K'를 따 비타민K라고 명명했다고 한다.

사람은 비타민을 합성하지 못한다!

비타민은 매우 적은 양이지만 생명을 유지하기 위해 반드시 필요한 필수 영양소다. 비타민은 생명체가 스스로 전혀 만들 수 없거나 충분히 만들 수 없다. 그래서 일반적으로 외부로부터 음식을 통해서 섭취해야 한다.

그런데 생명체에 따라 같은 물질이더라도 비타민이라고 볼 수 없는 경우도 있다. 예를 들면 비타민C의 경우 인간에게는 비타민이지만 다른 포유동물에게는 비타민이 아니다. 이게 무슨 말일까?

비타민의 특징은 생명체가 스스로 전혀 만들 수 없거나 충분히 만들 수 없어야 한다고 했다. 인간은 체내에서 비타민C를 합성할 수 없어서 '비타민'으로 볼 수 있지만, 개나 고양이 등 대부분 포유동물은 체내에서 비타민C를 합성할 수 있으므로 비타민으로 볼 수 없는 것이다.

그럼 비타민을 많이 섭취하면 어떻게 될까? 비타민을 과도 섭취해도 문제가 될까?

비타민은 크게 수용성 비타민과 지용성 비타민으로 구분할 수 있다. 8종의 비타민B 계열과 비타민C는 수용성 비타민으로 물에 잘 녹기 때문에 몸에 잘 축적되지 않고 소변 등으로 쉽게 빠져나와 일반적으로 과다증이 드물다.

하지만 비타민A, D, E, K는 지용성 비타민으로 몸에 들어오면 쉽게 축적될 수 있어 과다증이 생기기 쉽다.

이토록 중요한 비타민

비타민은 종류마다 다양한 생화학적 기능을 가지고 있어서 인체에서 하는 역할을 딱 잘라 말하기는 어렵다. 그러나 비타민 종류별로 대략적인 효능을 설명하자면 다음과 같다.

비타민A는 지용성으로 주로 태아의 성장 및 발달, 면역 기능과 시각을 유지하는 데 중요하다. 같은 기능을 가진 비타민들을 '비타머(vitamer)'라고 한다. 비타민A의 비타머에는 레티놀, 레티날, 레티노익산, 프로비타민A 카로티노이드(베타카로틴이 대표적) 등이 있다.

비타민B군은 수용성으로 생명을 유지하기 위한 여러 가지 물질의 대사 과정에 필요한 효소가 하는 일을 도와주는 보조인자로서 중요하다. 비타민B군에는 비타민B1, B2, B3, B5, B6, B7, B9, B12 등 총 8종류가 있다.

비타민C는 수용성으로 적어도 8가지 효소 반응에 관여하는 보조인자로 작용한다. 특히 콜라겐 합성에 중요하며 활성산소종으로 발생하는 손상을 막아주는 항산화 작용을 한다. 비타민C의 비타머에는 아스코르브산과 아스코르브염, 산화 형태인 디하이드로아스코르브산이 있다.

비타민D는 지용성으로 칼슘, 철, 마그네슘 등의 무기질의 장내 흡수를 촉진하는 변형된 스테로이드의 일종이다. 주로 뼈 대사에 중요한 역할을 하며, 비타머로 비타민D1~D5까지 5종이 있다. 이 중 가장 중요한 형태는 비타민D2(어고칼시페롤)와 D3(콜레칼시페롤)다. 비타민D3는 햇볕에 있는 자외선의 도움으로 우리 인체 피부에서 콜레스테롤로부터 만들어질 수 있다.

비타민E는 지용성으로 항산화 작용, 신경기능 관여, 혈소판응집 억제, 지방산의 산화 예방 등의 작용을 하며 4종의 토코페롤과 4종의 토코트리에놀 등 8가지의 다른 형태로 존재한다.

비타민K는 지용성으로 주로 혈액응고, 뼈 대사 등에 중요한 역할을 하며, 자연형태로 비타민K1과 K2의 2종이 존재하며 합성 형태로 비타민K3, K4, K5의 3종이 있다.

지금까지 비타민에 대한 기본적인 지식을 알아봤다. 우리 부모들이 가장 궁금한 것은 이런 비타민을 음식이 아닌 영양제(보충제)의 형태로 먹으면 건강에 도움이 되는지에 대한 것일 테다.

지금부터 본격적으로 우리 어린이들에게 필요한 대표적인 비타민들의 기능과 부족할 때 생기는 질병, 그리고 비타민을 영양제로 먹었을 때 건강에 도움이 되는지 최신 임상 시험과 이를 종합한 메타 분석 연구 결과를 바탕으로 자세히 알아보기로 하자.

비타민C 보충은 필수일까?

항산화 작용과 면역 기능의 비타민C

비타민C는 물에 잘 녹는 수용성 비타민의 하나로 '아스코르브 산(ascorbic acid)'이라고도 불린다. 비타민C는 우리 몸의 많은 조직 (피부, 뼈, 힘줄, 근육, 치아, 혈관 등)의 구조를 유지하고 형성하는 단백 질인 콜라겐을 만드는 데 필요하고, 활성산소종과 같은 물질로 인해 정상 세포가 손상을 받는 것을 막아주는 역할, 즉 항산화 작용과 면 역 기능을 한다.

이외에도 지방을 에너지로 전환하는 데 도움을 주고, 뇌 및 신경 계가 건강하게 유지되도록 중요한 호르몬과 신경전달물질을 만드는 데 도움을 준다. 주로 효소의 활성에 필요한 촉매의 역할을 하는 보 조인자로서 기능하면서 콜라겐 합성이나 상처 치유에 관여한다.

비타민C는 음식으로 섭취해야 한다

앞서 말했듯이, 대부분의 비타민은 인간이 체내에서 합성하지 못하기 때문에 음식을 통해 공급되어야 한다. 다만 비타민B3(나이아신, 니코틴산)와 비타민D는 인체 내에서 합성이 가능하다.

일반적으로 식물이나 개나 고양이와 같은 동물은 자체적으로 비타민C를 합성할 수 있다. 1957년에 미국의 유명한 생화학자인 알버트 레닌저가 많은 다른 종들과는 달리 사람을 포함한 영장류, 박쥐, 기니아 피그(설치류), 일부 물고기나 새는 비타민C를 생산할 수 없다는 것을 발견했다.

비타민C 즉 아스코르브산은 몇 가지 경로를 통해서 만들어진다. 인간은 포도당에서 아스코르브산을 합성하는 여러 단계 중 마지막 단계에서 'L-굴로놀락톤'이라는 물질을 아스코르브산으로 전환하는 효소인 '굴로놀락톤 산화효소'가 없기 때문에 비타민C를 만들 수 없다.

레닌저가 이러한 사실을 밝히고 30여 년이 지난 1991년, 일본의 니시키미와 동료 학자들은 '굴로놀락톤 산화효소'를 생성할 수 있는 유전자(이하, GLO 유전자)가 인간에게 실제 존재하지만, 오랜 시간을 거쳐 상당히 많은 돌연변이를 거치면서 기능을 할 수 없는 '가짜 유전자'로 변하게 되었다는 논문을 발표했다.

다시 말해 인간은 원래 비타민C를 합성하는 능력이 있었지만, 수천만 년의 진화 과정에서 유전자의 돌연변이로 비타민C 합성의 마지막 단계에 관여하는 효소가 없기 때문에 비타민C를 합성할 수 없게 되었다는 것이다.

하지만 비타민C는 여러 가지 음식으로 섭취가 가능하다. 주로 과일과 채소에 많이 들어 있는데 오렌지, 레몬, 파인애플, 키위, 딸기, 토마토, 브로콜리, 양배추, 파프리카, 피망 등이 대표적이다. 비타민C는 수용성으로 열에 약하기 때문에 뜨거운 물에 데우거나 끓이면 50% 이상의 비타민C가 파괴되는 것으로 알려져 있다.

2020년 한국인영양소 섭취 기준에 따르면, 3~5세 학령전기 유아의 경우 하루에 45mg의 비타민C 섭취를 권장하고 있다. 15세 이상의 비타민C 권장섭취량은 100mg이다.

앞서 설명했듯이 성인의 경우 나라별 하루 비타민C 권장섭취량은 적게는 40mg에서 많게는 110mg까지 약 3배까지 차이가 난다. 프랑스는 110mg, 일본은 100mg, 미국은 90mg(여성 75mg)인 데 반해 영국과 인도는 40mg밖에 되지 않는다.

이렇게 권장섭취량이 차이가 나는 이유는 거듭 말했듯 권장섭취량의 잘못된 개념과 정의에 기인한다. 해당 국가 국민이 과도하게 많이 섭취하는 양을 권장섭취량(상위 2.5%)으로 정했기 때문에 권장섭취량의 개념을 바꿀 필요가 있다.

비타민C가 부족하면 잘 생기는 질병

음식으로 비타민C 섭취가 부족하거나 비타민C 필요량이 많아지는 상황에서 비타민C 결핍증이 발생할 수 있다. 대표적으로 감염에 기인한 열이 많이 나는 질환, 염증성 질병, 흡연, 갑상선기능항진증, 철결핍증, 차거나 너무 더운 환경, 수술, 화상, 단백질 부족 등이 있다. 특히 어린이는 뼈조직 형성에 문제가 생겨 뼈 질환이 잘 생기고 뼈 성장에 문제가 생길 수 있다.

비타민C 결핍이 심한 경우 괴혈병이 생길 수 있다. 괴혈병은 한자어로 '무너질 괴(壞)', '피 혈(血)'인데 직역하면, '(조직이) 무너져 내려 피가 난다'라고 볼 수 있다.

괴혈병에 걸리면 신체의 결합조직인 잇몸에서 출혈이 나거나 잇몸염이 생기고, 피부에 출혈이 발생하면 발진이나 멍의 형태로 나타나며, 내부 장기에도 출혈이 발생할 수 있다. 출혈 외에도 상처 회복이 느려지고, 전신쇠약, 피로감, 빈혈 등이 발생할 수 있다. 이 경우 하루에 10mg의 비타민C를 먹으면 대개 2주 내로 완전히 회복할 수 있다.

이는 비타민C를 한 달 정도 거의 먹지 않거나 전혀 먹지 않는 경우, 즉 하루에 비타민C를 10mg 미만 먹는 경우를 말하는데 우리나라 사람들의 평균필요량은 70mg 내외) 괴혈병 증상이 생길 수 있다. 일반적으로 우리 몸에는 1500mg 정도의 비타민C를 갖고 있는데, 350mg 이하로 떨어지는 경우 비타민C 결핍 증상이 나타난다. 하지만 현대에 사는 일반적인 사람들이 괴혈병에 걸리는 경우는 극히 드물다.

괴혈병의 원인은 비타민C 결핍

괴혈병과 관련한 증상은 기원전 1550년 고대 이집트 시기부터 기록되어 있다. 고대 그리스 의사인 히포크라테스는 괴혈병의 증상을 '비장이 붓고 막힘'이라고 서술했다고 한다.

포르투갈과 스페인을 선두로 네덜란드, 영국, 프랑스 등 유럽 국가들이 바닷길을 개척해 신대륙을 발견해 식민지로 만들었던 15세기에서 17세기 대항해 시대에는 오랜 시간 동안 배에서 지내면서 신선한 과일이나 채소를 먹지 못하는 선원들 사이에 괴혈병이 나타났다. 잇몸 출혈부터 시작해 피부 출혈이 생기고, 치아가 빠지고, 다리가 붓고, 궤양이 생기고, 전신쇠약이 생겨 결국에 사망하는 일이 빈번하게 일어났다. 200만 명 이상의 선원이 이 병으로 사망한 것으로 알려져 있다.

당시에는 원인을 잘 몰랐지만 개척자 바스코 다 가마가 항해한 1497년 당시부터 오렌지, 레몬과 같은 감귤류가 괴혈병의 치료에 효과가 있다는 것이 알려졌다. 그래서 1500~1700년 초까지 여러 탐험가가 오랜 항해를 할 때 괴혈병을 예방하기 위해 오렌지와 레몬을 사용해왔다.

1747년이 되어서야 스코틀랜드 해군의 외과의사였던 제임스 린드가 몇 가지 과일과 채소를 사용해 괴혈병 환자를 치료해 효과를 비교했는데, 이것이 의학 분야에서 최초의 비교 임상 시험으로 알려져 있다. 그 결과를 1753년에 '괴혈병에 관한 논문(A Treatise of the Scurvy)'이라는 제목으로 출판했는데, 여러 가지 방법 중 오렌지와 레몬이 괴혈병을 치료하는 데 가장 효과가 좋았다고 서술했다.

하지만 오렌지, 레몬에 많이 들어 있는 비타민C가 부족하면 괴혈병이 생긴다는 지식은 1912년 비타민C가 발견된 후다. 1927년 헝가리 생화학자 알버트 센트 디외르디가 헥수로닉산을 분리해, 이 물질이 괴혈병을 치료할 수 있을 것으로 추정했다.

1932년에 미국의 찰스 글렌 킹은 센트 디외르디가 보낸 헥수로닉산을 이용해 괴혈병의 치료제라는 것을 증명했다. 이후 헥수로닉산은 오늘날 비타민C를 가리키는 아스코르빅산으로 이름이 바뀌게 되었다. 영어에서 'a'가 앞에 붙으면 '없다'를 의미하는데, 아스코르빅(ascorbic)은 scorbic(괴혈병)을 없앤다는 의미로 명명된 것이다. 알버트 센트 디외르디는 비타민C와 관련한 생화학적 발견으로 1937년에 노벨생리의학상을 받았다.

현대에는 비타민C 결핍이 드물다

현대인들에게 괴혈병과 같은 극단적인 비타민C 결핍은 드물다. 또 3~5세의 학령전기 어린이들에게는 하루에 45mg의 비타민C를 권장하고 있어 우리 아이들이 비타민C 결핍으로 인해 문제가 생길 가능성은 거의 없다.

그런데 일반적으로 비타민C를 먹으면 아이들의 건강에 좋을 것이라고 생각해 음식이 아닌 건강기능식품이나 보충제로 먹이는 경우가 있다.

최근까지의 임상 시험과 이를 종합한 메타분석에 따르면 비타민 C가 아이들의 건강에 도움이 된다는 의학적 근거가 있을까? 최근까지의 논문을 찾아보았더니, 어린이에서 비타민C의 효과에 대한 메타분석은 감기와 폐렴밖에 없을 정도로 논문이 적은 편이다.

비타민C를 먹으면 감기를 예방할 수 있을까?

2013년에 해리 헤밀라 등이 〈코크란 체계적 문헌고찰 데이터베이스〉에 29편의 임상 시험을 종합한 메타분석을 발표했다.[10] 하루에 200mg 이상(우리나라 권장섭취량 100mg)의 비타민C 보충제를 사용한 임상 시험만 대상으로, 임상 시험 기간 1년 동안 적어도 한 번 이상 감기에 걸린 사람이 몇 명이나 되는지 두 군을 비교했다.

그 결과, 위약을 먹은 사람과 비교했을 때 비타민C를 매일 복용한 사람은 감기 빈도의 상대위험도가 0.97로 나왔고, 이 값의 95% 신뢰구간은 0.94에서 1.00으로 나왔다.

상대위험도가 0.97이라는 게 어떤 의미인지 예를 들어보자. 위약을 먹은 1000명에서 100명이 감기에 한 번이라도 걸린 데 반해, 비타민C를 먹은 1000명 중에 97명이 감기에 한 번이라도 걸렸다는 것이다. 즉 비타민C를 먹은 사람이 감기에 걸린 경우가 3% 적었다는 것이다.

여기서 문제는 두 가지다. 먼저, 95% 신뢰구간에서 상한값이 1.00으로 1에 딱 걸려 있어 통계적인 의미도 확실하지 않다. 그리고 감기 예방이 30% 정도면 모르겠지만, 3% 줄이는 것은 임상적인 의미가 거의 없다.

물론 이 메타분석에서 비타민C를 먹은 아이들은 위약을 먹은 아이들에 비해 감기를 앓은 기간이 14% 줄었다는 긍정적인 결과도 있다.

어른의 경우 감기를 7~10일 정도 앓고, 5세 이하 어린이는 이보다 길어 10~14일까지 앓는 것으로 알려져 있다. 그렇기 때문에 이 연구에 따르면 매일 비타민C를 먹은 어린이는 1~2일 정도 감기 앓는 기간이 줄어들었다는 것이다. 그러나 이 정도 효과는 임상적으로 큰 의미가 있다고 보기는 어렵다.

2019년 《유럽임상약학저널》에 어린이의 상기도감염(감기와 같은 말)의 예방과 치료에 비타민C가 효능이 있는지 알아본 8편의 임상 시험을 종합한 메타분석[11] 결과가 발표됐다. 이 연구에는 3개월에서 18세까지의 어린이 3135명이 포함됐는데, 위약과 비교했을 때 비타민C를 먹은 아이들의 감기 빈도에는 차이가 없었다.

그런데 비타민C를 먹은 어린이들은 감기를 앓은 기간이 1.6일 정도로 통계적으로 의미 있게 짧았다. 논문의 저자들은 비타민C를 먹는 것이 예방에는 효과가 없었지만, 감기를 앓는 기간은 줄였기 때문에 비타민C를 사용하는 게 좋다고 결론을 내렸다.

그런데 앞선 2013년 메타분석의 저자인 해리 헤밀라 박사가 이 논문을 읽은 후 논문에 심각한 문제가 있어 결론이 타당하지 않다고 주장했다.[12]

헤밀라 박사는 분석에 포함된 모든 임상 시험이 비타민C를 사용했지만, 분석에 포함된 임상 시험 하나는 미국에서 감기 예방과 치료에 민간요법으로 사용하고 있는 에키네이셔(echinacea)와 프로폴리스를 동시에 투여했기 때문에 문제가 있다고 지적했다.

또한 모든 임상 시험이 무작위 방법으로 두 군으로 나눴다고 했지만, 한 임상 시험은 제대로 된 무작위 방법이 아닌 알파벳순으로 두 군으로 나눴기 때문에 사실과 다르다고 지적했다. 이외에도 데이터 선택과 분석에 오류가 있고, 2편의 임상 시험이 연구의 질적 수준이 비슷한데도 다른 것으로 잘못 평가하는 등 다섯 가지 추가적인 문제를 지적했다.

결국 《유럽임상약학저널》은 논문 선정의 기준이 허술했고 몇 가지 데이터 선택의 오류 및 통계적 방법이 적절치 않았다는 이유로 2012년 공식적으로 논문을 철회했다.

 삐뽀박사의 결론

- 어린이가 비타민C를 평소에 복용해도 감기를 예방하는 효과는 없으며, 감기를 앓는 기간을 약간 줄이는 것처럼 보이지만 임상적으로 큰 의미는 없어 권장할 수 없습니다.

비타민C를 먹으면 폐렴에 도움이 될까?

2013년 〈코크란 체계적 문헌고찰 데이터베이스〉에 발표된 문헌고찰 논문에 따르면[13] 총 세 편의 임상 시험이 비타민C의 폐렴 예방 효과를 알아본 결과 세 편 모두 통계적으로 의미 있게 비타민C를 먹은 경우 폐렴 발생이 80% 감소한 것으로 나타났다.

세 편의 임상 시험이 비타민C의 폐렴 예방 효과를 알아봤지만, 한 편만이 무작위 비교 임상 시험이었고, 노인이 비타민C를 먹은 경우 폐렴으로 인한 사망률과 중증폐렴의 위험성을 줄였다.

저자들은 일반 인구에서 비타민C의 폐렴 예방 효과는 근거가 매우 약했지만, 혈중 비타민C 농도가 낮은 폐렴 환자를 치료하는 데는 사용해볼 만하다고 결론을 내렸다.

2021년 〈코크란 체계적 문헌고찰 데이터베이스〉에 발표된 문헌고찰 논문은[14] 앞에서 언급한 2013년 논문과 마찬가지로 다섯 편의 임상 시험을 포함했다. 그중 세 편의 임상 시험이 5세 이하의 어린이를 포함했고, 한 편의 임상 시험은 학령기의 어린이를 포함했다.

이 논문에서는 전반적으로 연구의 질적 수준이 낮고 연구대상자 수가 적어 비타민C가 폐렴을 예방 혹은 치료하는지에 대해 불확실하다고 결론을 내렸다.

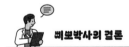

삐뽀박사의 결론

- 같은 연구 결과라도 연구 저자가 비타민C에 대해 가진 믿음이나 태도에 따라 다르게 해석되는 경향이 있습니다. 또한 비타민C의 폐렴에 대한 예방이나 치료 효과와 관련해 결론을 내리기에는 임상 시험의 수와 연구대상자 수가 적습니다.
- 그렇기 때문에 현재로서는 비타민C가 폐렴에 대한 예방이나 치료에 도움이 된다는

임상적 근거가 충분하지 않다고 해석하는 게 합리적입니다. 따라서 비타민C 영양제를 권장할 이유는 없습니다. 어린이의 경우 이 주제에 대한 연구가 더욱 적어서 역시 영양제를 권장하기 힘듭니다.

비타민C 핵심 체크

- 비타민C는 피부, 뼈, 힘줄, 근육, 치아, 혈관 등 많은 조직의 구조를 유지하고 형성하는 단백질인 콜라겐을 만드는 데 필요하고, 항산화 작용 및 면역 기능에 도움을 준다.

- 인간은 비타민C를 합성하지 못하기 때문에 음식으로부터 섭취해야 하는데, 부족한 경우 괴혈병 같은 심각한 비타민C 결핍이 생길 수 있다. 하지만 일반적으로 비타민C 결핍증이 생기는 경우는 극히 드물다.

- 최근까지 사람을 대상으로 한 임상 연구를 종합하면, 비타민을 보충해도 감기나 폐렴을 예방하는 효과는 임상적으로 근거가 없거나 부족하다.

비타민D가 부족하면 키가 안 큰다?

큰 키를 선호하는 부모들의 걱정

비타민 중에서도 성장기 어린이에게 가장 많은 관심이 집중되는 비타민D부터 알아보자.

2015년 대한소아내분비학회가 전국 19개 병원 소아청소년과를 방문한 어린이의 보호자 1370명을 대상으로 한 설문조사를 발표했다. 그 결과 부모가 원하는 이상적인 자녀의 키는 아들의 경우 175~180cm, 딸의 경우 160~170cm인 것으로 나타났고, 특히 아들은 180cm 이상을 원한 경우가 반이나 됐다.

비타민D 혈중농도를 30ng/mL를 기준으로 한 연구에서 3세 아이는 약 84%, 6세 아이는 약 92%가 비타민D가 부족하거나 결핍이었다는 결과가 기사로 나오니, 큰 키를 선호하는 부모들은 당연히 우리 아이도 부족하지 않을까 걱정할 수밖에 없다. 하지만 현재의 비타민D 혈중농도 기준은 너무나 과도하게 높게 설정이 되었기 때문에 비타민D 결핍증이 과도하게 높게 알려져 있으며, 임상적으로 문제가 되는 경우는 드물다.

그럼에도 불구하고, 부모들은 비타민D 결핍으로 인해 성장이 더디거나 키가 자라지 않을까 걱정하게 되고, 뼈 건강에 대한 우려 때문에 비타민D를 따로 먹이기도 한다.

비타민D는 무엇이고, 아이들에게 비타민D를 먹거나 주사를 통해 보충하면 과연 건강에 도움이 되는지 알아보자.

뼈를 튼튼하게 만드는 비타민D

비타민D는 혈중 칼슘 및 인의 적정혈중농도를 유지함으로써 뼈의 무기질화(굳고 단단하게)를 통해 뼈를 강하게 만들어 뼈의 건강 및 면역에 중요한 역할을 한다.

비타민D는 등푸른생선, 유제품, 버섯과 같은 음식으로부터 섭취를 할 수 있지만 그 양이 많지는 않다. 다행히도 다른 비타민과 달리 비타민D는 우리 몸에서 만들어진다. 햇빛 속의 자외선B가 피부에 닿게 되면 콜레스테롤 전단계 물질인 7-디하이드로콜레스테롤이 비타민D로 전환된다.

그럼 비타민D는 얼마나 섭취해야 할까?

보건복지부와 한국영양학회가 만든 2020년 한국인영양소 섭취

기준에 따르면 3~5세의 학령전기 유아는 하루에 5μg(마이크로그램)을 충분섭취량으로 규정해 권장하고 있다. 적정혈중농도는 논란이 있지만 20ng/mL 혹은 30ng/mL를 권장하고 있다.

앞서 언급했지만, 현재의 비타민D 섭취 기준과 적정혈중농도는 과도하게 높게 설정된 권장섭취량을 기준으로 만들어졌다. 그렇기 때문에 권장섭취량의 개념과 정의를 새롭게 만들어야 하며, 적정량은 지금보다는 훨씬 낮을 것으로 생각한다.

비타민D가 부족하면 벌어지는 일

비타민D가 부족하거나 결핍이 되면 골다공증이나 골연화증을 초래해 골절이나 낙상의 위험성이 높아지고, 자가면역질환의 위험성도 높아지게 된다.

특히 3개월에서 1년 6개월 사이의 영유아기의 아이들에서 비타민D 결핍증이 있으면 구루병(佝僂病)이 잘 생긴다. 뼈가 약해지고 부드러워지는데 머리, 가슴, 팔다리 뼈의 변형과 성장에 장애를 일으킨다.

두개골의 뼈가 얇아져 손가락으로 누르면 탁구공처럼 들어갔다가 다시 나오는 '두개로'라는 증상이 가장 먼저 나타나고, 특히 다리 뼈가 약해지면 다리가 휘어져 안짱다리도 나타나고 성장에 문제가 생기기도 한다.

구루병은 햇빛이나 음식으로 비타민D를 충분히 만들지 못하거나 섭취하지 못할 때 발생한다. 선진국이나 개발도상국 모두 발생하지만 아프리카, 중동, 아시아 국가에서 보다 많이 발생한다.

구루병이 걸리면 어떻게 치료할까? 현재의 치료방침은 1회의 고용량 비타민D를 경구 혹은 근육주사하거나 적은 양으로 매일 수개월간 투여하는 것이다. 그러면 2주 이내에 뼈의 통증은 완화되고 휘어진 다리는 6개월 후부터 좋아지는데, 완전히 낫는 데는 2년까지 걸릴 수 있다.

그뿐 아니라 아이들이 비타민D가 부족하면 구루병 외에도 천식, 비만의 발생이 높아지는 것으로 알려져 있다.

비타민D를 보충하면 키 성장에 도움이 될까?

그런데 3~6세 성장기 아이들에게 음식이나 햇빛이 아닌 영양제의 형태로 보충하는 게 키 성장과 다른 건강에 도움이 된다는 의학적 근거는 충분할까?

2020년 〈코크란 체계적 문헌고찰 데이터베이스〉에 발표된 메타분석에서[15] 3편의 임상 시험을 종합한 결과, 비타민D 보충제를 투여받은 5세 미만의 영유아는 투여받지 않거나 위약을 투여받은 영유아와 비교했을 때 키 성장에 거의 차이가 없었다.

6개월 동안 비타민D 보충제를 투여받은 영유아가 그렇지 않은 영유아보다 0.66cm 컸지만, 통계적으로 의미가 있지 않았고, 임상적으로도 의미가 있다고 보기 어려웠다. 임상 시험 수가 3건이고 총 연구대상자수 도 240명으로 결론을 내리기에는 불충분했다.

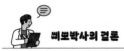

삐뽀박사의 결론

- 비타민D를 먹으면 뼈도 튼튼해지고 키 성장에 도움이 될 것이라는 당연한 상식은 의학적으로 근거가 없습니다.

비타민D를 보충하면 골밀도가 높아질까?

2010년에 〈코크란 체계적 문헌고찰 데이터베이스〉에 발표된 메타분석에서,[16] 1~20세 사이의 어린이 및 청소년을 대상으로 시행된 6편의 임상 시험을 종합한 결과, 비타민D 보충제를 먹은 아이들과 위약을 먹은 아이들을 비교했을 때 골밀도에 통계적으로 의미 있는 차이가 없었다. 비타민D 결핍이 있는 아이들은 비타민D 보충제를 먹었을 때 요추(허리척추뼈)의 골밀도가 먹기 전보다 1.7% 증가했다.

연구자들은 혈중 비타민D가 정상인 아이들은 비타민D 보충제를 먹여도 골밀도 향상에 도움이 되지 않지만, 비타민D 농도가 낮은 아이들은 도움이 될 수도 있다고 결론 내렸다.

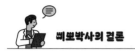

- 골밀도가 17%도 아닌 1.7% 높아진 것이 임상적으로 의미가 있다고 보기에는 어렵습니다. 비타민D를 보충하면 골밀도가 높아질 것이라는 일반적인 의학 상식은 임상시험에서는 입증되지 않은 것입니다.

비타민D 혈중농도와 골절 발생은 관련성이 있을까?

아이들에서 비타민D가 결핍하면 구루병, 천식, 비만 등의 질병이 잘 발생하는 것으로 지금까지 알려져왔다. 그런데 최근에 발표된 연구들에서 낮은 비타민D 혈중농도와 골절 사이에 관련성이 있다는 결과도 있지만, 그렇지 않다는 결과도 있었다.

그래서 2021년 '골 및 미네랄 대사' 관련 전문 국제학술지에 어린이와 청소년에서 혈중 비타민D 농도와 골절 사이에 관련성이 있는지 13편의 관찰연구(환자대조군연구 및 단면적연구)를 종합한 메타분석[17]이 발표됐다.

그 결과 골절이 발생한 아이들과 발생하지 않은 아이들 사이에 비타민D 혈중농도에 통계적으로 의미 있는 차이가 없었다. 연구자들은 성인 골절의 경우 비타민D 부족에 따른 골다공증 때문에 생기지만, 아이들은 골다공증이 아니라 과격한 운동 중 골절이 발생하기 때문에 혈중 비타민D 농도가 영향을 미치지 않은 것으로 해석했다.

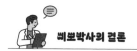

- 아이들에서 비타민D 혈중농도는 골절 발생과 관련이 없으며, 골절 예방을 목적으로 비타민D를 보충할 근거는 부족합니다.

비타민D는 천식 치료에 도움이 될까?

비타민D는 면역을 강화하고 염증을 완화함으로써 어린이 천식의 발작을 줄여주고 증상을 조절하는 데 도움이 될 수 있다는 가설이 제시되어왔다.

2016년, 〈코크란 체계적 문헌고찰 데이터베이스〉에 발표된 메타분석에서 1편의 어린이 대상 임상 시험과 2편의 어른 대상 임상 시험을 종합한 결과, 스테로이드 사용이 필요할 정도의 천식 악화를 통계적으로 의미 있게 줄이는 것으로 나타났다.[18] 이후 학계에서 비타민D의 효과에 대해 논쟁이 되어왔다.

그런데 같은 연구자들이 2023년에 〈코크란 체계적 문헌고찰 데이터베이스〉에 발표한 15편의 어린이 대상 임상 시험과 5편의 어른 대상 임상 시험을 종합한 메타분석한 결과,[19] 비타민D 보충제는 위약과 비교했을 때 천식 악화를 줄이는데 효과가 없었다.

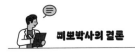

- 비타민D가 뼈 건강 외에도 면역 기능을 강화해 천식을 치료하는데 도움이 된다는 초기 임상 시험이 있었지만, 최근까지 추가적으로 발표된 임상 시험을 종합했을 때는 효과가 없는 것으로 나타났다.

비타민D나 칼슘은 구루병 치료에 도움이 될까?

앞에 설명했듯이 구루병의 가장 중요한 원인은 비타민D 결핍이며, 주된 치료 방법은 비타민D를 단독 혹은 칼슘과 병합해 투여하는 것으로 알려져 있다. 그런데 햇볕을 통해 자외선에 많이 노출이 되는 나라에 살고 있는 어린이들은 몸에서 비타민D가 충분히 만들어지기 때문에, 이러한 나라의 구루병 어린이들은 칼슘 섭취 부족이 원인이라 칼슘만 보충해도 치료가 가능할 것으로 추정할 수 있다. 이에 대한 일부 연구가 발표되었고 이를 종합한 메타분석이 발표되었다.

2020년 〈코크란 체계적 문헌고찰 데이터베이스〉에 발표된 메타분석을 보면,[20] 총 4편의 임상 시험이 포함되었고, 연구대상자는 6개월에서 14세 사이의 286명의 어린이였다.

1편의 임상 시험에서 71명을 대상으로 6개월간 관찰한 결과, 비타민D 단독 보충보다는 칼슘 단독 보충이 구루병 치료 효과가 3배 정도 통계적으로 의미 있게 높았다. 다른 시험에서는 비타민D와 칼슘을 함께 투여한 경우 비타민D를 단독 투여한 경우보다 구루병 치료 효과가 역시 3배 정도 통계적으로 의미 있게 높았다.

연구자들은 비타민D와 칼슘을 함께 투여하거나 칼슘을 단독으로 투여하는 경우 비타민D 단독 투여보다 구루병 치료에 도움이 된다고 결론 내렸다.

하지만 전체적으로 모든 결과에 대한 근거의 신뢰성은 낮거나 매우 낮았기 때문에 현재 구루병의 치료에 사용되고 있는 비타민D와 칼슘 보충제 병합요법을 지지한다거나 반대할 만한 충분한 근거가 없다고 결론 내렸다.

삐뽀박사의 결론

- 메타분석에 포함된 임상 시험의 수와 총 연구대상자 수가 적어, 구루병 치료에 비타민D를 단독으로 사용하거나 칼슘을 병합해 사용하는 것이 효과가 있는지에 대한 임상적 근거는 불충분합니다.

비타민D, 어떻게 보충해야 할까?

현재의 비타민D 권장섭취량과 적정혈중농도는 과도하게 높게 설정되었기 때문에 현재 기준을 따를 필요는 없다. 현재 지침으로도 비타민D는 몇 가지 음식으로 섭취할 수 있다. 고등어, 참치, 연어와 같은 등푸른생선과 버섯, 우유, 달걀, 치즈 등에 비타민D가 많은 양은 아니지만 들어 있다. 이러한 음식을 골고루 섭취하는 것이 비타민

D 보충에 어느 정도 도움이 된다.

가장 효과적인 비타민D 보충은 햇볕을 통해 비타민D를 합성하는 것이다. 햇빛의 자외선B에 노출되면, 피부에 존재하는 콜레스테롤 전 단계의 물질인 '7-디하이드로콜레스테롤'이 비타민D3로 전환이 된다.

햇볕의 노출이 많은 오전 10시에서 오후 4시 사이에 최소 5분에서 30분(대개 10분 정도), 매일 혹은 일주일에 적어도 2회 이상, 자외선차단제를 사용하지 않고 얼굴, 팔, 손, 다리에 쬐면 현재의 일일 비타민D 권장량 수준에 해당하는 충분한 양의 비타민D가 우리 몸에서 만들어진다.

결론적으로, 우리 아이의 비타민D 결핍에 대해 과도한 걱정을 하지 않아도 된다. 비타민D가 들어 있는 등푸른생선과 유제품을 골고루 먹이고, 하루에 10분 이상 햇볕을 쬐도록 하면 충분하다.

삐뽀박사의 결론

- 현재 비타민D 권장섭취량과 혈중 정상 농도는 과도하게 높이 설정되어 있습니다. 우리 아이의 비타민D 결핍에 대해 과도한 걱정을 할 필요는 없으며, 비타민D가 들어 있는 등푸른생선과 유제품을 골고루 먹이고, 하루에 10분 이상 햇볕을 쬐게 하면 충분합니다.

겨울에는 햇볕이 줄어 비타민D가 더 부족하다는 게 사실일까?

겨울에는 봄이나 여름과 비교했을 때 태양 고도가 낮아 일조량이 적다. 일조량이 적으면 햇빛의 자외선B에 노출되는 시간이 줄어들기 때문에 피부에서 비타민D 합성도 줄어들게 된다.

실제로 다른 계절에 비해 겨울에 햇볕이 얼마나 줄어들까? 통계청의 e-나라지표 홈페이지에는 최근 계절에 따른 일조 시간(태양 광선이 구름이나 안개로 가려지지 않고 땅 위를 비치는 시간) 추이 정보를 제공하고 있다.[21]

다음 표를 보면 봄에는 확실히 일조 시간이 길지만, 여름, 가을, 겨울에는 해마다 변화가 있다. 최근 3년 동안의 데이터를 보면, 2022년 겨울의 일조 시간은 봄에 비해 76%, 2020년에는 약 80%밖에 되지 않았지만, 2021년에는 97%로 거의 비슷했다. 2021년의 경우에는 오히려 여름과 가을보다 겨울의 일조 시간이 더 길었다.

그동안 알려졌던 것과는 달리 겨울의 일조 시간이 여름이나 가을보다 짧지 않으며, 오히려 최근 3년 동안은 여름보다 더 길었다.

일조 시간 추이(단위: 시간)

	2020	2021	2022
봄	746.9	**665.8**	752.0
여름	503.5	595.0	504.8
가을	585.9	559.9	587.1
겨울	**596.4**	647.8	**574.8**

그렇다면, 실제 어린이들의 계절 및 월별 혈중 비타민D 농도의 변화는 어떨까?

2021년에 발표된 연구에서[22] 10세 미만의 172명의 어린이를 대상으로 혈중 비타민D 농도를 측정했다. 그 결과 비타민D 보충제를 복용한 적이 없는 어린이들은 겨울인 12월부터 2월까지 혈중 비타민D 농도가 22.4ng/mL(이하 단위 생략), 23.2, 18.9였다. 봄에 해당하는 3월부터 5월까지는 17.2, 19.7, 20.9로 오히려 겨울보다 혈중 비타민D 농도가 낮았다. 여름에는 26~31, 가을에는 23~31로 봄, 겨울보다는 혈중 비타민D 농도가 확실히 높았다.

삐뽀박사의 결론

- 최근 통계에 따르면 예전에 알려졌던 것과 달리 겨울철 일조량은 여름에 비해 오히려 높은 것으로 나타났습니다. 또한 어린이를 대상으로 한 국내 연구에서 혈중 비타민D 농도는 봄보다 겨울에 더 높았습니다. 결론적으로 겨울이라고 해서 비타민D를 따로 먹일 필요는 없습니다.

- 비타민D는 혈중 칼슘 및 인의 적정혈중농도를 유지함으로써 뼈의 무기질화(굳고 단단하게)를 통해 뼈의 건강 및 면역에 중요한 역할을 하고 있다.

- 비타민D가 부족하면 영유아에서 구루병, 천식, 비만의 위험성이 높아진다.

- 최근까지 사람을 대상으로 한 임상 연구를 종합하면, 비타민D를 보충제의 형태로 먹거나 주사를 맞았을 때 키 성장, 골밀도 향상, 천식 치료에 도움이 된다는 근거가 없거나 부족하다.

- 우리 아이의 비타민D 결핍에 대해 과도한 걱정을 하지 말고, 비타민D가 들어 있는 등푸른생선과 유제품을 골고루 먹이고, 하루에 10분 이상 햇볕을 쬐도록 하면 충분하다.

- 최근 몇 년 동안 우리나라 겨울의 일조 시간은 여름이나 가을보다 짧지 않으며, 국내 연구에서 10세 미만의 어린이의 겨울철 혈중 비타민D 농도는 봄과 크게 다르지 않고 현재의 권고 수준과 큰 차이가 없어 걱정할 필요 없다.

비타민A를 먹으면
시력이 좋아질까?

눈 건강에 중요한 비타민A

비타민A는 지용성 비타민으로 외부 이물질로부터 우리 몸을 방어하는 면역 기능, 눈 건강에 필요한 시력 및 시각 기능을 하며 태아의 심혈관계 발달에 중요하다. 비타민A의 비타머(종류)에는 레티놀, 레티날, 레티노익산, 프로비타민A 카로티노이드(몸에 들어오면 레티놀로 전환, 베타카로틴이 대표적) 등이 있다.

비타민A는 여러 가지 음식에 풍부한데, 동물의 간, 유제품 및 달걀에 풍부한 레티놀이나 당근, 호박, 시금치와 같은 적황색 채소에 풍부한 프로비타민A 카로티노이드로 존재한다.

2020년 한국인영양소 섭취 기준에 따르면, 3~5세 학령전기 유아의 경우 하루에 300μg의 비타민A의 섭취를 권장하고 있다(19세 이상은 700~800µg).

우리나라와 같은 선진국은 비타민A 결핍증이 드물지만, 사하라 이남 아프리카나 동남아시아와 같은 개발도상국이나 저개발국가에서는 흔한 편이다. 5세 이하 학령전기 어린이에서 가장 흔한데, 전 세계적으로 5세 이하 어린이 중 3분의 1 정도가 비타민A가 부족한 것으로 알려져 있다.

세계보건기구에 따르면 매년 전 세계적으로 비타민A 결핍증이 있는 25만 명에서 50만 명의 어린이들이 매년 눈이 멀고, 그중 절반은 시력을 잃은 후 1년 이내에 사망하고 있다고 한다.

비타민A가 결핍증의 초기 증상으로 밝은 곳에서 어두운 곳으로 들어갈 때 적응하지 못하거나, 깜깜한 밤에는 사물을 분간하기 어려운 야맹증과 눈 건조증이 발생한다. 심한 경우 눈이 멀게 되고, 감염과 싸우는 능력이 떨어져 설사를 유발하거나 호흡기 감염을 초래해 사망까지 이를 수 있다.

또한 비타민A는 피부 면역에 중요한 기능을 담당하고 있어, 비타민A가 부족한 경우 피부감염과 염증성 피부질환이 발생할 수 있다.

비타민A는 5세 이하 어린이의 사망을 줄일 수 있을까?

앞에서 비타민A의 기능을 설명했듯이, 비타민A는 정상적인 시각 및 시력에 중요한 역할을 한다. 또한 성장을 위한 세포 기능의 유지, 면역 등, 감염 예방에 관여하는 비타민A가 결핍되면 신체 기능의 손상을 초래해 사망에까지 이른다.

이처럼 비타민A가 건강의 필수임에도 불구하고, 우리 몸에서 자체적으로 만들어낼 수 없기 때문에 음식을 통해서 섭취해야 한다. 하지만 저개발국이나 개발도상국의 어린이들은 섭취가 부족하기 때문에, 이론적으로는 비타민A를 보충제의 형태로 공급하면 특히 설사나 홍역 등으로 인한 사망을 줄일 수 있다.

2022년 〈코크란 체계적 문헌고찰 데이터베이스〉에 발표된 메타분석에서는[23] 6개월에서 5세 사이의 어린이를 대상으로 한 임상 시험을 종합했다. 19편의 임상 시험에서 120여만 명의 어린이를 포함한 메타분석을 한 결과 비타민A를 보충한 경우는 그렇지 않은 경우와 비교 시 높은 확실성의 근거 수준으로 사망률이 12% 감소했다.

9편의 임상 시험을 종합한 메타분석에서는 설사로 인한 사망률도 12% 감소했지만, 홍역으로 인한 사망에는 차이가 없었다.

저자들은 비타민A의 보충이 6개월에서 5세 사이의 어린이들에서 질병에 걸리는 유병률과 사망률을 의미 있게 낮추었으며, 비타민A 결핍증이 있는 어린이들에서 위약을 사용한 비교임상 시험을 추가적으로 시행하는 것은 비윤리적이라고 결론을 내렸다.

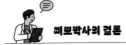

삐뽀박사의 결론

- 2022년 메타분석 논문의 저자들은 비타민A의 보충이 사망률을 12% 감소시켰다고 합니다. 하지만 통계적으로 무작위 효과모형이 아닌 고정 효과모형을 적용했습니다.

- 같은 자료를 이용하더라도 이질성이 있는 경우에는 고정 효과모형을 적용한 경우의 95% 신뢰구간보다 무작위 효과모형을 적용한 경우의 95% 신뢰구간이 넓어지는 경향이 있습니다. 고정 효과모형을 적용해 12%의 감소를 보인 상대위험도는 0.88이고, 95% 신뢰구간은 0.83~0.93였죠. 무작위 효과모형을 적용하면 95% 신뢰구간의 상한값은 0.93보다 더 커 1을 초과할 가능성도 있습니다.
- 예를 들면 95% 신뢰구간이 0.83~1.03과 같이 이 경우에는 12%의 감소효과가 통계적으로 의미가 없다는 결론이 나올 수 있죠. 즉 비타민A가 사망률을 낮추지 못한다는 것입니다.
- 또한 비타민A 보충제를 먹은 군과 먹지 않은 군만 비교했기 때문에 위약을 먹은 군과 비교했을 때 얼마나 효과가 있는지는 결론을 내릴 수 없습니다. 결론적으로 비타민A 보충제가 사망률을 줄이는지는 여전히 근거가 불충분하다고 봅니다.

비타민A는 급성호흡기감염을 줄일 수 있을까?

비타민A에는 면역 기능이 있다. 그러면 비강, 인두, 후두, 기관, 기관지, 폐 등 호흡기에 침투하는 세균, 바이러스 등에 의한 급성호흡기감염을 예방할 수 있지 않을까? 대표적인 급성호흡기감염에는 감기(급성비인두염), 편도선염, 후두염, 기관지염, 폐렴 등이 있다.

2021년 《영양소》 저널에 발표된, 11세 이하의 어린이를 대상으로 시행된 26편의 임상 시험을 종합한 메타분석을 보자.[24] 7편의 임상 시험을 메타분석한 결과, 비타민A 보충제를 먹은 어린이와 위약을 먹은 어린이와 비교했을 때 급성호흡기감염의 발생은 통계적으로 의미 있는 차이가 없었다.

그런데 4편의 임상 시험을 메타분석했을 때는 세계보건기구에서 권장하는 용량 이상의 비타민A 보충제를 먹은 어린이에게서는 급성호흡기감염의 발생이 오히려 통계적으로 의미 있게 13%나 높았다.

저자들은 비타민A 보충제가 급성호흡기감염의 예방에 효과가 없고, 오히려 고용량의 비타민A는 급성호흡기감염의 발생을 높인다고 결론을 내렸다.

 삐뽀박사의 결론

- 2021년의 메타분석에 포함된 임상 시험 편수는 7편 정도로 많이 부족한 것은 아닙니다. 하지만 임상 시험의 질적 수준에 따른 분석이 없어 확실한 결론을 내리기에는 여전히 부족합니다.
- 물론 4편의 적은 임상 시험이었지만, 고용량의 비타민A 보충제가 통계적으로 의미 있게, 오히려 급성호흡기감염의 위험성을 높인다는 결과에는 주목해야 합니다.
- 전반적으로 현재로서는 안전하다는 확실한 근거가 마련되지 않았으므로 어린이에게 급성호흡기감염의 예방을 목적으로 비타민A를 투여해서는 안 됩니다.

- 비타민A는 지용성 비타민으로 외부 이물질로부터 우리 몸을 방어하는 면역 기능, 눈 건강에 필요한 시력 및 시각 기능을 하며 태아의 심혈관계 발달에 중요하다.

- 우리나라를 포함한 선진국에서는 비타민A 결핍증이 드물고, 아프리카나 동남아시아 등에서 특히, 5세 이하 학령전기 어린이에서 가장 흔하다. 비타민A 결핍증은 야맹증, 눈건조증, 시력 상실이 발생할 수 있고, 심한 경우 설사, 호흡기 감염으로 사망에까지 이를 수 있다. 피부 면역에 중요한 기능을 담당하고 있어, 비타민A가 부족한 경우 피부감염과 염증성 피부질환이 발생할 수 있다.

- 최근까지 발표된 임상 시험을 종합한 메타분석 결과, 5세 이하의 어린이에서 비타민A 보충은 12% 정도 사망률을 감소시킬 수 있다고 보고했지만, 통계 방법의 적절성 및 위약을 사용한 임상 시험의 부족 등의 이유로 근거는 여전히 불충분하다.

- 임상 시험을 종합한 메타분석 결과, 11세 이하의 어린이에서 비타민A를 평소에 보충하는 경우 급성호흡기감염을 예방하는 효과는 없었다. 오히려 고용량을 복용하는 경우 급성호흡기감염의 발생을 높이는 것으로 보고되었다.

- 비타민A를 보충제로 어린이에게 먹이는 것은 건강에 도움이 된다는 임상적 근거는 부족하다.

산모가 비타민B를 먹으면
아기에게 도움이 될까?

몸의 대사를 도와주는 비타민B

생명체가 살아가기 위해서는 우리 몸을 구성하는 물질을 만들거나 생명 활동에 사용되는 물질이나 에너지를 만들어야 한다. 그리고 필요하지 않은 물질을 몸 밖으로 내보내는 변화와 화학반응이 필요하다. 이것을 '대사'라고 한다.

대사에는 큰 분자를 작은 분자로 분해함으로써 에너지가 만들어지는 이화작용과 에너지를 흡수해 작은 분자가 큰 분자를 만드는 동화작용이 있다. 이런 여러 가지 대사 과정에 효소가 필요한데, 수용성인 비타민B군은 효소가 하는 일을 도와주는 보조인자 역할을 한다.

비타민B군에는 비타민B1(티아민), B2(리보플라빈), B3(니아신),

B5(판토테닉산), B6(피리독신), B7(비오틴), B9(엽산), B12(코발아민) 등 총 8종류가 있다.

비타민B는 여러 가지 음식에 풍부한데, 특히 고기, 유제품 및 달걀, 시금치, 콩과류, 통곡물(겉껍질만을 벗긴 현미, 보리, 귀리, 밀 등)에 풍부하다. 특히 비타민B12는 일부 채소, 해초류, 버섯에 들어 있긴 하지만 일반적인 식물성 식품에는 많지 않고, 동물성 식품인 고기, 생선, 유제품 및 달걀에 풍부하다. 비타민B12는 시리얼 제품에 첨가되기도 한다.

8종류의 비타민B는 각기 부족한 경우 다음 표에 정리한 것처럼 다양한 결핍에 따른 증상과 질병이 생길 수 있다.

비타민B 결핍에 따른 주요 증상, 질병, 원인

종류	주요 결핍 증상 혹은 질병	주요 원인
비타민B1 (티아민)	피로, 식욕 감퇴, 각기병(걷기힘듦, 사지 통증)	알코올중독, 백미 위주의 식사 등
비타민B2 (리보플라빈)	구내염, 백내장, 빈혈	신장병혹특수신, 흡수장애장후군
비타민B3 (니아신)	펠라그라 (피부염, 설사, 치매 등)	옥수수 주식, 트립토판 결핍 식사
비타민B5 (판토테닉산)	설사, 작열감, 피부염	다른 비타민B 결핍이 없다면 드묾
비타민B6 (피리독신)	빈혈, 인지장애, 말초성 신경병증	알코올중독, 흡수장애증후군
비타민B7 (비오틴)	피부염, 작열감, 우울, 뇌전증(간질)	알코올중독, 뇌전증 약물
비타민B9 (엽산)	거대적혈모구 빈혈, 말초성 신경병증	영양 결핍 및 흡수 장애, 유전적 요인, 투석
비타민B12 (코발아민)	비타민B9 결핍증과 같음	비건(채식주의), 영양 결핍 및 흡수 장애

비타민B 보충제와 어린이의 건강과 관련한 임상 시험은 주로 산모가 비타민B9, 즉 엽산을 보충했을 때 신생아의 출생 체중, 선천성 심장질환, 신경관 결손에 어떤 영향을 미치는지에 대한 것이다. 어린이를 대상으로 비타민B가 건강에 도움이 되는지에 대한 연구는 희박하다.

산모가 비타민B9(엽산) 보충제를 먹으면 좋을까?

2020년《모자영양》학술지에 13편의 코호트 연구와 4편의 임상 시험을 종합한 메타분석이 발표되었다.[25] 메타분석이 가능한 데이터를 제공한 논문만 종합했을 때, 6편의 코호트 연구를 메타분석한 결과, 비타민B9을 먹은 산모에게서 태어난 신생아와 먹지 않은 산모에게서 태어난 신생아와 평균 출생 체중이 표준화 평균차가 0.31로 통계적으로 의미 있게 약간의 차이가 있었다.

3편의 임상 시험을 메타분석했을 때는 표준화 평균차가 0.56으로 통계적으로 의미 있게 차이가 있었다. 그리고 5편을 종합한 메타분석에서 비타민B9을 먹은 산모에서 부당 경량아(임신주수에 따른 출생 체중이 10% 미만인 저체중아)가 37% 낮았지만 통계적으로 의미는 없었다.

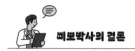

• 관찰연구인 코호트 연구보다 실험연구인 임상 시험이 보다 근거 수준이 높습니다. 따라서 불과 3편의 임상 시험의 연구만을 가지고 비타민B9을 산모가 임신 중에 먹은 경우 신생아의 체중에 긍정적인 효과를 미친다고 결론을 내리기에는 연구 수가 불충분합니다.

산모가 비타민B9를 먹으면
신생아의 심장질환에 도움이 될까?

2022년《영양저널》학술지에 21편의 연구를 종합한 메타분석이 발표되었다.[26] 이 분석에는 15편의 환자-대조군연구, 5편의 코호트 연구, 1편의 임상 시험이 포함되었다.

메타분석 결과, 산모가 비타민B9 보충제를 먹은 경우 선천성 심장질환의 발생이 18%가 통계적으로 의미 있게 줄었다. 하지만, 개별 연구의 결과들이 차이가 있음을 나타내는 이질성이 92.7%로 상당히 높게 나왔다.

연구종류에 따른 메타분석에서 환자-대조군 연구만 종합했을 때는 선천성 심장질환의 발생이 통계적으로 의미 있게 20% 줄었다. 하지만 코호트 연구와 임상 시험을 합쳤을 때는 통계적 의미가 없었다. 즉 비타민B9은 선천성 심장질환의 예방에 효과가 없었다.

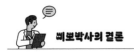

- 2022년의 메타분석에는 임상 시험이 1편밖에 포함되지 않았습니다. 근거 수준이 환자-대조군연구보다 높은 코호트 연구와 임상 시험을 종합했을 때는 효과가 없었고요. 그렇기 때문에 때문에 결론적으로 비타민B9이 선천성 심장질환을 예방한다고 볼 수 없습니다.

산모가 비타민B9를 먹으면
신생아의 신경관 결손을 예방할까?

임신 후 28일 정도까지 태아가 발달하는 과정에 뇌나 척수가 개방된 상태로 신경관이 완전히 닫히지 않는 경우, 무뇌증(뇌가 없는 신생아)이나 척추 이분증(척수와 보호막이 등 뒤쪽으로 돌출해 주머니를 형성)과 같은 신경관 결손이라는 선천성 기형이 발생할 수 있다.

임신 전이나 임신 초기에 비타민B9의 섭취가 부족한 경우 신경관 결손이 잘 발생하는 것으로 알려져 있다. 비타민B9은 DNA의 구성물질인 핵산과 신경전달물질의 합성에 보조효소(코엔자임)로 작용하기 때문에 정상적인 유전자 표현에 중요한 역할을 한다.

또한 비타민B9은 단백질 합성과 세포 복제 및 조직 성장에 중요한 역할을 한다. 그렇기 때문에 비타민B9이 부족하면 신경관의 정상적 발달 과정에 문제가 생겨 닫혀야 할 신경관이 개방된다. 이로 인해 신경관 결손으로 인한 선천성 기형이 생길 수 있다.

1991년 《랜싯》 학술지에 7개 국가, 33개 센터에서 1817명의 산모를 대상으로 시행된 대규모 임상 시험연구 결과가 발표되었다.[27] 임상 시험 결과, 비타민B9(엽산)을 먹은 산모는 먹지 않은 산모와 비교했을 때, 신경관 결손 신생아가 72%나 통계적으로 의미 있게 감소했다.

1992년 미국질병예방서비스특별위원회에서는 임신을 계획하고 있는 모든 여성은 신경관 결손을 예방하기 위해 비타민B9(엽산)을 매일 0.4~0.8mg(혹은 400~800μg) 복용할 것을 권했다.

이후 이 임상 시험을 포함해 2015년 〈코크란 체계적 문헌고찰 데이터베이스〉에 5편의 임상 시험을 종합해 총 7391명의 산모가 포함된 메타분석을 시행했다.[28] 그 결과 임신 전 및 임신 초기에 비타민B9 보충제를 복용한 산모는 먹지 않은 산모보다 신경관 결손 신생아의 출산이 69%나 통계적으로 의미 있게 줄었다. 이 시험의 근거 수준은 높은 것으로 평가되었다.

삐뽀박사의 결론

- 2015년의 메타분석에는 5편의 임상 시험에서 총 6105명의 산모가 포함되어 연구 수와 대상자 수는 충분했고 질적 수준도 높게 평가되었습니다. 이해관계에 따른 메타분석이 없지만, 이질성이 0%로 연구마다 일관된 결과를 보이며, 특히 감소 효과가 69%로 상당한 효과를 나타냈습니다.
- 따라서 신경관 결손을 예방하기 위해 임신 전 및 임신 후 12주까지 산모에게 비타민 B9(엽산)을 보충제의 형태로 매일 0.4~0.8mg 보충할 필요가 있습니다.

- 비타민B는 수용성 비타민으로 생명체가 살아가기 위해 필요한 대사 과정에 관여하는 효소의 역할을 도와주는 중요한 보조인자다. 비타민B1(티아민), B2(리보플라빈), B3(니아신), B5(판토테닉산), B6(피리독신), B7(비오틴), B9(엽산), B12(코발아민) 등 총 8종류가 있다.

- 비타민B는 주로 고기, 유제품 및 달걀에 풍부하고, 시금치, 콩과류, 통곡물에도 있다. 비타민B12는 채소보다는 동물성 식품에 많다.

- 최근까지 발표된 임상 시험을 종합한 메타분석 결과에 따르면, 어린이를 대상으로 비타민B의 효과에 대한 임상 시험은 드물다.

- 산모를 대상으로 비타민B9(엽산)을 보충제의 형태로 복용한 경우 신생아의 신경관 결손에 따른 기형을 발생을 의미 있게 줄였다.

- 일반적으로 어린이에게 보충제의 형태로 비타민B군을 먹인다고 해서 건강에 도움이 된다는 근거는 없다.

성장기 어린이에게 중요한 비타민E

비타민E가 부족하면 신경 근육에 문제가 생긴다

비타민E는 '토코페롤'이라고도 불리는데, 오히려 이 이름에 익숙한 사람이 많을 것이다. 비타민C, 비타민D와 함께 비타민E 역시 성장기 어린이에게 중요한 비타민으로 인식되어 있다.

비타민E는 비타민C와 마찬가지로 대표적인 항산화제로, 4종의 토코페롤과 4종의 토코트리에놀, 즉 8가지의 다른 형태로 존재한다. 또 비타민E는 지용성 비타민으로 활성산소종이 세포막을 공격하는 것을 막아주는 항산화제 역할 외에도, 신경 기능, 혈소판 응집 억제, 지방산의 산화 예방 등의 작용을 한다.

비타민E 결핍은 아주 드문 질병이며, 비타민E가 들어 있는 음식을 먹지 못해서 생긴다기보다는 음식 중 지방 흡수에 문제가 있을 때 발생한다. 비타민E 결핍증이 있으면 주로 신경 근육의 기능에 문제가 생긴다. 손발의 운동실조(복잡한 운동을 질서정연하게 할 수 없는 상태), 근육병, 구음장애(말을 제대로 못 하는 상태), 빈혈, 망막증 등이 생길 수 있다.

비타민E는 오일, 견과류, 씨앗류, 과일, 녹색채소, 등푸른생선 등에 들어 있다.

그럼 음식이 아닌 비타민E를 보충제의 형태로 먹으면 어린이의 건강에 도움이 된다는 임상적 근거를 알아보자.

비타민E의 어린이 지방간에 대한 효과

비타민C나 비타민D와는 달리 비타민E 보충제와 어린이의 건강에 대한 임상 시험이나 메타분석은 매우 적다.

2014년 《사우디위장관학저널》에 비타민E 보충제가 소아 비알코올성지방간에 도움이 되는지 알아본 5편의 임상 시험을 종합한 메타분석이 발표됐다.[29] 총 270명의 어린이 지방간 환자가 포함되었는데, 위약과 비교했을 때 비타민E를 보충해도 간 효소 수치인 ALT 수치가 감소하는 효과는 관찰되지 않았다.

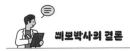
- 비타민E 보충제가 어린이의 건강에 도움이 된다는 임상 시험은 상당히 드뭅니다. 일부 소수의 임상 시험을 종합한 메타분석 결과에서도 비타민E 보충제는 간효소 수치 개선에 도움이 되지 않는 것으로 나타나 권장할 수 없습니다.

비타민E 핵심 체크

- 비타민E는 지용성 비타민으로 항산화제 역할 외에도, 신경 기능, 혈소판 응집 억제, 지방산의 산화 예방 등의 작용을 한다.

- 비타민E 결핍은 아주 드문 질병이며, 비타민E 결핍증이 있으면 주로 신경근육의 기능의 문제로 손발의 운동실조(복잡한 운동을 질서정연하게 할 수 없는 상태), 근육병, 구음장애(말을 제대로 못 하는 상태), 빈혈, 망막증 등이 생길 수 있다.

- 비타민E가 어린이의 건강에 도움이 된다는 임상 시험은 상당히 드물며, 일부 임상 시험을 종합한 메타분석 결과, 비타민E는 간효소 수치 개선에 도움이 되지 않는 것으로 나타난다.

뼈 건강을 위해
칼슘을 보충해야 할까?

칼슘은 우리 몸에서 어떤 역할을 할까?

칼슘은 우리 몸에서 가장 풍부한 무기질(미네랄)이며 뼈를 강하게 만들고 유지하는 기능이 있어 뼈와 치아의 골격을 구성한다. 전체 칼슘의 약 99%가 뼈와 치아에 저장된다.

또 칼슘은 근육의 움직임(수축과 이완)과 신경의 뇌와 신체 각 부위 간 신호 전달에 필요하다. 심장근육세포에 작용해 전기 활동을 통해 심장의 펌프 작용에 영향을 미친다.

그뿐 아니라 혈관이 혈액을 운반하거나 호르몬을 방출하는 데 도움을 주며, 정상적인 혈액 응고에도 관여한다. 비타민D가 장에서 칼슘의 흡수를 촉진한다.

뼈째 먹는 생선과 녹색채소를 먹으면 뼈가 튼튼해진다

칼슘은 여러 가지 음식으로 섭취할 수 있다. 유제품, 뼈째 먹는 생선, 녹색채소, 해조류, 콩 및 두부 등에 칼슘이 풍부하다.

다만 시금치의 경우 생으로 먹으면 칼슘의 흡수를 방해하는 옥살산이라는 물질이 많이 들어 있어 시금치에 들어 있는 칼슘의 5% 정도만이 우리 몸에 흡수된다. 시금치를 가열하는 경우에는 옥살산이 분해되기 때문에 칼슘의 흡수가 높아진다. 그래서 시금치는 삶거나 데쳐서 먹으면 좋다.

2020년 한국인 영양소 섭취 기준에 따르면, 3~5세 학령전기 유아의 경우 하루에 600mg의 칼슘 섭취를 권장하고 있다(19세 이상은 700~800mg).

비타민D와 비슷하게 성장기의 어린이가 만성적으로 칼슘 섭취가 부족하면 성장이 지연되거나, 골밀도가 낮아지거나 구루병, 골연화증, 골다공증의 위험성이 높아지는 것으로 알려져 있다.

그런데 칼슘을 천연식품이 아닌 칼슘 강화 식품 혹은 칼슘 보충제를 통해 3~6세 성장기 아이들에게 보충해주는 게 뼈 건강이나 키 성장 등 건강에 도움이 된다는 의학적 근거는 충분할까?

칼슘을 넣은 유제품은 키 성장에 도움이 될까?

2021년에 《영양소》라는 국제학술지에 20편의 임상 시험을 종합한 메타분석에서[30] 칼슘강화 우유 등과 같은 칼슘강화식품이 건강에 미치는 효과를 분석했다.

이 중 6편의 임상 시험을 메타분석한 결과, 칼슘강화식품을 먹은 어린이들은 먹지 않은 어린이와 비교했을 때 0.83cm의 키가 더 성장했다. 하지만 95% 신뢰구간은 0.0에서 1.65cm로, 신뢰구간의 하한값이 0을 포함하고 있어 통계적인 의미가 확실히 있다고 보기 어렵다.

더욱 중요한 것은 연구마다 관찰 기간이 수개월에서 수년 정도로 차이가 있지만, 강화식품을 먹은 어린이와 먹지 않은 어린이의 키를 비교했을 때 1cm의 차이도 나지 않았다는 것이다. 그렇기 때문에 이 연구가 '임상적'으로도 의미가 있다고 볼 수 없다. 즉 칼슘강화식품이 키 성장에 도움이 된다고 볼 수 없다.

삐뽀박사의 결론

- 칼슘이 강화된 식품을 먹어도 키 성장에 도움이 되지 않기 때문에 키 성장 목적으로 권장할 수 없습니다.

칼슘을 보충하면 골밀도가 좋아질까?

골밀도는 뼈의 단위면적(cm²) 당 무기질(미네랄)의 양을 말한다. 여기에서 무기질은 대부분 칼슘과 인으로 구성되어 있다.

골밀도가 정상보다 현저히 낮은 상태를 골다공증이라고 한다. 칼슘과 인 등의 미네랄이 부족하면 골밀도가 낮아져 심하면 뼈에 큰 구멍이 난 것처럼 골다공증이 생긴다. 이 경우에 단순한 충격에도 골절의 위험성이 높아질 수 있다.

그래서 골밀도를 높이면 골절의 위험성을 줄일 수 있고, 이론적으로는 칼슘을 많이 섭취하면 골밀도를 높일 수 있다. 그렇다면 성장기 어린이들에게 칼슘을 보충하면 골밀도가 좋아질까?

2006년에 〈코크란 체계적 문헌고찰 데이터베이스〉에 발표된 메타분석에 따르면,[31] 19편의 임상 시험을 종합한 결과, 칼슘을 보충한 (강화식품 포함) 어린이의 대퇴경부(넙다리뼈, 허벅지)나 요추부(허리뼈)의 골밀도는 위약(가짜 약)을 먹은 어린이와 차이가 없었다. 상지뼈(팔)나 전체 골밀도는 표준화된 평균차가 0.14로 칼슘 보충을 한 어린이에게서 약간 높게 나타났다.

하지만 표준화된 평균 차를 해석할 때 0.2는 약간의 차이, 0.5는 중간 차이, 0.8 이상을 많은 차이로 보기 때문에 0.14의 차이는 임상

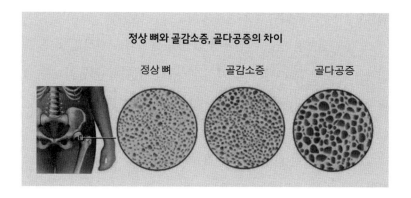

정상 뼈와 골감소증, 골다공증의 차이

정상 뼈   골감소증   골다공증

적으로 차이가 거의 없다고 봐야 한다. 즉 칼슘 보충은 골밀도 증가에 별 효과가 없는 것이다.

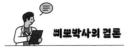

삐뽀박사의 결론

- 칼슘 보충제나 칼슘강화식품을 섭취한다고 해서 어린이의 골밀도가 높아진다는 임상적 근거는 부족합니다. 그렇기 때문에 골절 예방 등을 목적으로 칼슘 보충은 권장할 수 없습니다.

성인에게 칼슘 보충제는 심혈관질환의 위험을 높일 수 있다!

성인에게, 특히 폐경 전후 여성에게 골다공증의 위험성이 높아지기 때문에 비타민D와 함께 칼슘을 처방받는 경우가 많다. 이론적으로 칼슘을 보충하면 골밀도를 높여 골다공증과 이로 인한 골절의 위험성을 낮출 수 있다.

초기에 발표된 임상 시험에서 칼슘이 골절의 위험성을 낮출 수 있다는 결과가 발표되었다. 그래서 의사들은 골다공증과 골절을 예방하기 위해 환자들에게 칼슘을 처방하게 되었고, 지금도 먹고 있는 사람이 적지 않다.

그런데, 2017년 의학 분야의 최고의 학술지 중의 하나인《미국의학협회지(JAMA)》에 예상과는 다른 결과의 연구 논문이 발표됐다.[32]

33편의 임상 시험을 종합한 메타분석 결과, 칼슘이나 비타민D 보충제를 단독으로 사용하거나 함께 사용했을 때 골절의 위험성을 낮추지 못했다는 것이다. 즉 칼슘을 먹어도 골절 예방에 효과가 없다는 것이다!

이것은 기존에 우리가 알고 있던 의학 지식을 뒤집는 결과였다. 이 결과대로라면 골절 예방을 목적으로 칼슘이나 비타민D 보충제를 먹을 필요가 없다.

더 문제가 되는 것은 10여 년 전부터 칼슘보충제가 협심증이나 심근경색증과 같은 심혈관질환의 위험성을 높인다는 임상 시험을 종합한 메타분석이 발표되었다는 것이다. 그 뒤로 발표된 몇 건의 메타분석에서 칼슘보충제가 심혈관질환의 위험성을 높이지 않는다는 결과가 나왔다. 즉 개별 임상 시험뿐만 아니라 이를 종합한 메타분석들 사이에서도 다른 결론이 나온 것이다.

그 이유 중 하나는 메타분석마다 포함된 개별 임상 시험들이 모두 같지는 않았기 때문이다. 다시 말해 분석에 포함되는 개별 연구를 선택하는 기준이 메타분석마다 다를 수 있기 때문이다.

그래서 나는 이 주제로 메타분석 연구를 진행했는데, 가능하면 위약을 사용한 질적 수준이 높다고 생각되는 모든 무작위 비교 임상 시험을 포함했다. 그리고 2021년에 국제학술지인《영양소》에 13편의 임상 시험의 연구 결과를 종합한 메타분석 논문을 발표했다.[33]

그 결과, 칼슘 보충제를 복용한 사람들은 위약을 복용한 사람보다 협심증, 심근경색증, 뇌경색 등 심혈관질환의 발생이 15% 높아지는 것으로 나타났다.

그렇다면 왜 칼슘을 먹으면 심혈관질환이 높아질까? 한 가지 이유는 음식이 아닌 칼슘제의 형태로 칼슘을 보충하는 경우, 혈액 내 칼슘 농도가 장시간 동안 높아지기 때문이다. 이로 인해 혈관 벽의 석회화 위험성이 높아져 심혈관질환을 초래할 수 있는 것이다.

또 다른 이유는 혈액 내 칼슘은 혈관 응고(피가 뭉침)에 관여하기 때문이다. 칼슘을 많이 먹으면 혈액이 응고되는 경향이 높아져 혈관이 막히게 되어, 결국 심혈관질환의 위험성을 높일 수 있다.

2018년에 다양한 임상적 질병예방지침에 대해 최신의 연구 결과를 검토해 권고안을 만드는 일차 진료 및 예방 분야의 독립적인 전문가들로 구성된 미국의 복지부 산하 질병예방서비스 특별위원회(USPSTF)에서는 방대한 최신 연구 결과를 검토한 후, 칼슘이나 비타민D를 음식이 아닌 보충제로 먹는 것은 골절 예방에 효과가 없다고 결론을 내렸다.

꼭 영양제를 먹지 않아도 음식에서 칼슘을 섭취할 수 있다. 앞서 언급한 대로 칼슘이 풍부한 음식 우유, 요구르트, 치즈와 같은 유제품, 멸치, 정어리, 꽁치와 같은 뼈째 먹는 생선, 깻잎, 시금치, 브로콜리, 케일과 같은 녹색채소류, 김, 다시마, 미역 등의 해조류, 콩 및 두부 등을 골고루 섭취하면 충분하다.

이와 함께 뼈 건강을 위해 햇볕을 10분 이상 쬐면 비타민D 합성을 높일 수 있어 좋다. 또 걷기나 달리기 등 유산소 운동을 규칙적으로 시행함으로써 골다공증이나 골절을 예방할 수 있다.

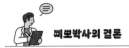

- 칼슘을 음식이 아닌 보충제의 형태로 먹는 것은 골절이나 골다공증 예방에 효과가 없습니다. 이는 오히려 심혈관질환의 위험성을 높일 수 있으니 피해야 합니다.

칼슘 핵심 체크

- 뼈를 강하게 만들고 유지하는 기능이 있어 뼈와 치아의 골격을 구성하며(전체 칼슘의 약 99%가 뼈와 치아에 저장), 근육의 움직임(수축과 이완)과 신경의 뇌와 신체 각 부위 간 신호 전달에 필요하다.

- 칼슘이 부족하면 비타민D 부족과 마찬가지로 성장기의 어린이가 만성적으로 칼슘 섭취가 부족하면 성장이 지연되거나, 골밀도가 낮아지거나, 구루병, 골연화증, 골다공증의 위험성이 높아지는 것으로 알려져 있다.

- 최근까지 사람을 대상으로 한 임상 연구를 종합하면, 칼슘을 음식이 아닌 보충제의 형태로 먹어도 키 성장이나 골밀도 향상에 도움이 되지 않는다.

- 최근에 발표된 임상 시험을 종합한 연구 결과를 보면, 성인의 경우 칼슘보충제를 먹어도 골절이나 골다공증 예방에 효과가 없으며 오히려 심혈관질환의 위험성이 높아질 수 있어 칼슘제를 먹지 않는 것이 좋다.

오메가-3 지방산이 머리를 좋게 할까?

인기 건강기능식품이 된 오메가-3 지방산

마트의 우유 판매대에 있는 유아나 어린이 우유들은 경쟁적으로 'DHA(디에이치에이)'가 함유되어 있다고 광고한다. DHA는 오메가-3 지방산의 일종으로 뇌나 신경 조직을 구성하는 필수 성분이기 때문에 DHA가 풍부한 우유를 먹으면 아이들의 두뇌 성장이나 기능에 도움이 된다는 것이다.

우리나라에서 오메가-3 지방산은 두뇌 건강과 치매 예방뿐 아니라 각종 심혈관질환이나 우울증 예방이 도움이 된다고 선전하면서, 대형 마트에서 비타민과 함께 가장 많이 팔리는 건강기능식품으로 알려져 있다.

실제 2023년 한국건강기능식품협회가 발표한 조사에 따르면

2022년 기능성 원료별 구매액이 가장 많은 건강기능식품은 홍삼, 프로바이오틱스(유산균), 종합비타민, 단일비타민, EPA 및 DHA 함유 유지(오메가-3 지방산) 순서였다.

오메가-3 지방산이 뭐기에

'오메가'는 '끝'이라는 뜻이며 '3'은 탄소 사슬 끝에서 3번째 탄소부터 이중결합이 존재한다는 것을 의미한다. 그리고 오메가6은 끝에서 6번째 탄소부터 이중결합이 존재한다는 뜻이다.

오메가-3 지방산은 지방을 구성하는 필수지방산이자 불포화지방산으로, EPA(이피에이), DHA(디에이치에이), ALA(에이엘에이)의 세 가지 종류가 있다.

먼저 EPA(EicosaPentaenoic Acid)에서 Eicosa(아이코사)는 탄소가 총 20개라는 것을 의미하고, Pentaenoic(펜터이노익)은 이중결합이 5개 있음을 의미한다.

DHA(DocosaHexaenoic Acid)에서 Docosa(도코사)는 탄소가 총 22개, Hexanoic(헥사이노익)은 이중결합이 6개 있음을 의미한다.

ALA(Alpha-Linolenic Acid)는 탄소가 총 18개, 이중결합이 3개이며, '알파리놀렌산'이라고 부른다.

오메가3 지방산은 이른바 '건강한 지방'으로 알려져 있어 우리 건강에 도움을 주는 것으로 알려져 있다. 오메가-3 지방산은 세포막의 인지질을 구성하는 성분으로 세포막 구조를 유지하는 데 중요한 역할을 한다.

특히 오메가-3 지방산 중 DHA는 뇌, 망막, 정액에 풍부하다. 그래서 이것이 어린이의 뇌 발달에 중요하다는 주장이 제기되고 있다.

오메가-3 지방산은 우리 몸에 필요한 에너지를 제공하고, 신호전달물질인 아이코사노이드(eicosanoids)라는 물질의 원료가 된다. 아이코사노이드는 면역, 심혈관, 폐, 내분비계의 정상적인 기능에 중요한 역할을 한다.

기존 연구 결과에 따르면, 오메가-3 지방산은 부정맥(비정상적으로 불규칙한 심장의 리듬이나 비정상적으로 빠르거나 느린 심장박동수)을 완화하며, 동맥경화의 중요한 원인인 죽상혈전을 없애준다고 한다. 또 혈액 내 중성지방이나 콜레스테롤의 농도를 낮춰주고, 혈관을 확장한다. 요약하면 '심혈관질환'을 예방할 수 있을 것으로 추정하고 있다. 오메가-3 지방산 중 DHA는 인간의 뇌에 풍부한 것으로 알려져 있다.

반면에 오메가6 지방산은 염증과 혈액 응고를 촉진해 천식, 관절염 등 각종 염증 질환과 동맥경화를 유발할 수 있다. 각종 염증 질환과 동맥경화를 예방하려면 식단에서 오메가6과 오메가3의 비율이 중요한데, 이상적인 비율은 4:1 미만으로 알려졌다. 서양 식단에서는 이 비율이 10:1을 넘어 평균적으로 15:1 이상이라는 보고도 있다.

오메가-3 지방산이 많이 든 음식은?

오메가3 지방산은 등푸른생선(고등어, 연어, 참치, 꽁치, 청어), 견과류(호두, 땅콩) 및 씨앗류(아마 씨, 치아시드), 식물성 기름(아마씨유, 올리브유, 카놀라유, 콩기름), 콩류 등에 많이 들어 있다.

우리나라에서는 일반적인 오메가-3 지방산의 권장섭취량이 따로 정해져 있지 않다. 대신 식품의약품안전처에서 건강기능식품으로서 오메가-3 지방산인 EPA 및 DHA 함유 유지의 기능성 평가에서 일부 임상 시험 연구 결과를 바탕으로 혈중 중성지질(중성지방 수치) 개선을 위해 하루 500~2000mg, 기억력 개선을 위해 900~2000mg, 건조한 눈 개선을 위해 600~2240mg으로 기능성별 섭취량을 설정했다.[34]

하지만 이 권장안은 일부 개별 임상 시험을 근거로 제안한 것으로 오메가-3 지방산이 그러한 기능 개선에 도움을 줄 수 있는지에 대해 의학적으로 완전히 확립되지 않은 상태다. 특히 개별 임상 시험을 종합한 최근의 메타분석 연구 결과는 반영되지 않았기 때문에 현재로서는 섭취량에 대한 의학적 근거는 부족하다.

그럼 오메가-3 지방산이 우리 아이들의 건강에 도움이 된다는 의학적 근거는 충분할까?

오메가-3 지방산이 아이들 인지능력 향상에 도움이 될까?

2020년 《신경과학과 생물행동 문헌고찰》 학술지에 어린이, 청소년 및 25세까지의 젊은 성인(대부분의 뇌는 25세에 완전히 발달하는 것으로 알려져 있음)을 대상으로 오메가-3 지방산이 인지검사에 영향을 미치는지 알아본 29편의 임상 시험을 종합한 메타분석이 발표됐다.[35]

이 연구 결과에 따르면 장기 및 단기 기억, 작업기억, 문제해결 및 시공간 인지, 독서, 집중력, 언어 등 인지검사의 전 영역에서 오메가-3 지방산을 먹은 경우 위약 혹은 아무 처치도 하지 않은 경우와 비교했을 때 효과가 없었다.

오메가-3 지방산 종류별로 메타분석을 한 결과, DHA는 효과가 없었지만, EPA는 장기 기억, 작업 기억 및 문제 해결에서 긍정적인 효과를 보였다. 하지만 논문의 숫자가 3편 정도에 불과하고, 개별 연구대상자 수도 50~100명 내외로 결론을 내리기에는 충분하지 않았다.

2021년 《영양문헌고찰》에서는 11편의 임상 시험을 종합한 메타분석결과가 발표되었는데[36] 임신했거나 모유를 수유하는 여성이 오메가-3 지방산을 먹어도 아이의 인지능력(기억력, 집중력, 문제 해결능력 등)에는 영향이 없었다.

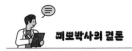
- 오메가-3 지방산은 뇌의 중요한 구성 성분이기 때문에 성장기의 어린이에게 보충해 주면 뇌의 발달과 인지능력에 향상에 도움이 될 것이라는 주장이 있습니다. 하지만 임상 시험이 충분하지 않고, 일부 임상 시험을 종합해도 그 효과에 대한 근거가 부족해서 권장할 수는 없습니다.

ADHD에 오메가-3 지방산이 효과가 있을까?

주의력결핍 과잉행동장애, 즉 ADHD는 어린이에서 가장 흔한 신경발달장애 중 하나다. 유아기 때부터 행동이나 습관으로 나타나기도 하는데, 지속적으로 주의력이 부족하고 산만하며, 과다 활동, 충동성을 보이는 장애를 말한다.

ADHD는 아동기에 치료하지 않는 경우 어른까지 이어질 수 있다. ADHD가 있는 4~5세의 학령전기 아이들은 약을 쓰기 전에 행동요법이 권장된다. 약물 치료가 효과적이어서 80% 정도는 증상이 개선되어 기억력, 집중력, 학습 능력도 전반적으로 좋아진다. 보통 12~20세에 완치된다.

2023년 〈코크란 체계적 문헌고찰 데이터베이스〉에 불포화지방산(오메가-3 및 오메가-6 지방산) 보충제가 어린이나 청소년의 ADHD 치료에 도움이 되는지에 대한 37편의 임상 시험을 종합한 메타분석 결과가 발표됐다.[37]

3편의 임상 시험을 메타분석한 결과, 불포화지방산은 위약과 비교 시 ADHD 증상을 나아지게 했다는 확실성이 낮은 근거가 있었다. 여기서 근거의 확실성이 낮다는 말은, 임상 시험의 질적 수준을 평가했을 때 그 수준이 낮다는 의미다.

한편 부모가 ADHD 아이들을 평가했을 때 ADHD 증상의 개선에 불포화지방산 보충제는 효과가 없었다(16편)는 확실성이 높은 근거가 있었다. 불포화지방산 종류별 메타분석에도 오메가-3 지방산의 보충은 부모가 평가했을 때 ADHD 증상의 개선이 없었다.

2023년 《임상정신과저널》에 7~12세의 ADHD 어린이를 대상으로 22편의 임상 시험을 종합한 메타분석 결과[38] 위약과 비교했을 때 오메가-3 지방산 보충제는 전반적으로 ADHD 증상 점수의 개선이 없었다. 하지만 4개월 이상의 비교적 장기간 오메가-3 지방산을 복용한 경우에는 효과가 관찰되었다.

저자들은 장기간 오메가-3 지방산을 복용하는 경우 ADHD 증상 완화에 잠재적으로 도움이 될 것이라고 결론을 냈다. 그러면서 연구마다 결과의 차이가 어느 정도 달랐고, 개별 임상 시험의 연구 대상자 수가 적었다는 제한점을 제시했다.

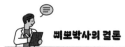

삐뽀박사의 결론

- 두 편의 메타분석에서 오메가-3 지방산은 어린이의 ADHD 증상 완화에 도움이 되지 않는다는 결과가 나왔습니다. 두 번째 메타분석에서 4개월 이상의 장기간 오메가-3 지방산 보충은 ADHD 증상 완화에 도움이 될 가능성이 있다고 제시했는데, 표준화 평균차는 −0.35였습니다. 표준화 평균차는 일반적으로 부호상관없이 0.2에서

0.3이면 약간의 효과, 0.5면 중간 정도의 효과, 0.8이면 큰 효과라고 해석합니다.

- 따라서 −0.35는 그 효과가 그리 크지 않기 때문에 이 결과를 수용한다하더라도 큰 도움이 된다고 보기 어렵습니다. ADHD를 치료할 수 있는 약물 및 비약물 요법이 있기 때문에 근거가 불확실한 오메가−3 지방산을 먹이기보다는 병원에서 적절한 치료를 받아야 합니다.

오메가−3 지방산이 자폐 스펙트럼 장애 치료에 도움이 될까?

자폐증, 아스퍼거 증후군과 같은 자폐 스펙트럼 장애를 앓고 있는 천재 변호사의 이야기를 그린 드라마 〈이상한 변호사 우영우〉가 큰 인기를 얻었었고, 자폐증에 대한 관심도 커졌다.

자폐 스펙트럼 장애를 가진 사람 중에 지능이 매우 높은 경우가 있긴 하지만, 드라마 속에 나오는 주인공 우영우 변호사와 같은 자폐 스펙트럼 장애 환자는 현실에서 드문 것으로 알려져 있다.

자폐 스펙트럼 장애는 사람들과 사회적 소통을 하기 힘들고 반복적인 행동 패턴을 보이는 신경발달장애의 하나다. 생후 18개월 이전부터 발견될 수 있지만, 대개 2세 이후부터 전문가가 진단할 수 있다. 하지만 많은 어린이가 그 이후에 심지어 사춘기나 어른이 되어 진단되기도 한다.

현재까지 완치가 가능한 치료제가 개발되지는 않았지만, 증상의 완화를 위해 인지행동 요법, 특수교육과 같은 비약물 요법과 향정신성의약품, 항경련제(과거 간질치료제), 항우울제, 항정신병 치료제 등의 약물 요법이 사용되고 있다.

2011년 〈코크란 체계적 문헌고찰 데이터베이스〉에 총 37명을 대상으로 한 2편의 임상 시험을 종합한 메타분석 논문이 발표됐다.[39] 오메가-3 지방산을 먹은 자폐 스펙트럼 장애 어린이는 위약을 먹은 자폐 스펙트럼 장애 어린이와 비교했을 때 사회적 상호작용, 소통, 상동증(반복적인 행위), 과행동 증상이 개선되지 않았다.

2022년《영양신경과학》학술지에 발표된 13편의 임상 시험을 종합한 메타분석 논문에 따르면,[40] 오메가-3 지방산과 오메가-6 지방산을 먹은 경우 전반적인 자폐 스펙트럼 장애로 인한 증상들의 개선에 표준화된 평균차가 −0.13으로 통계적 의미는 있었다.

하지만 증상별로 나눠 세부적으로 메타분석을 했을 때는 과행동, 상동증, 부적절한 언어, 사회적 기능 등 어떤 증상에도 오메가-3나 오메가-6 지방산은 효과가 없었다. 저자들은 오메가-3와 오메가-6 지방산의 보충이 자폐증에 약간의 효과가 있지만, 세부군 메타분석에는 근거가 부족했다고 결론 내렸다.

삐뽀박사의 결론

- 오메가-3 지방산은 뇌를 구성하는 중요한 지방산으로 보충 시 뇌와 관련한 기능에 도움이 될 것이라는 가설이 제기되고 있습니다. 특히 자폐 스펙트럼 장애에 도움이 될 것이라는 가설 하에 임상 시험이 시행되었죠. 그러나 최근까지의 메타분석에 따르면 효과가 없기 때문에 권장할 수 없습니다.

오메가-3 지방산은 어린이와 청소년의
중성지방 농도를 떨어뜨릴까?

오메가-3 지방산은 여전히 논란이 되고 있지만, 성인이 복용하면 혈중 중성지방의 농도를 낮출 수 있다고 알려져 있다. 그래서 고용량의 오메가-3 지방산이 고중성지방혈증의 치료에도 일부 쓰이고 있다.

2023년 《영양저널》에 14편의 임상 시험을 종합한 메타분석[41] 결과가 실렸다. 13세 미만의 어린이들에서 오메가-3 지방산을 먹은 경우, 먹지 않은 경우보다 중성지방이 25mg/dL 더 통계적으로 의미 있게 떨어졌다는 것이다.

삐뽀박사의 결론

- 혈중 중성지방의 정상 농도는 일반적으로 150mg/dL이며, 약물요법을 사용해야 할 정도로 높은 경우는 400~500mg/dL 정도입니다. 그렇기 때문에 오메가-3 지방산을 먹고 25mg/dL 정도 더 떨어진 것이 통계적으로 의미가 있다 하더라도 임상적으로 의미 있다고 보기는 어렵습니다.
- 특히 중성지방 농도는 검사 전 기름진 음식을 일시적으로 먹어도 수십에서 수백 mg/dL가 올라갈 수 있어요. 이처럼 오메가-3 지방산의 효과는 그리 크지 않기 때문에 음식 조절 등 생활습관 개선이 더 큰 효과가 있습니다.

오메가-3 지방산은 어린이 알러지를
예방하는 데 도움이 될까?

아토피 피부염(습진), 알러지 비염, 알러지 천식, 음식 알러지와 같은 알러지 질환은 외부 이물질에 대항하는 우리 몸의 방어 기능인 면역 상태가 과도한 경우 생긴다. 어린 시기에 오메가-3 지방산에 노출이 되면 초기 면역 발달에 도움을 주고 염증 반응을 줄일 수 있다는 주장이 제기되었다.

그렇기 때문에 산모나 아이가 먹으면 오메가-3 지방산을 먹으면 알러지 질환을 예방할 수 있다는 가설을 세울 수 있어 몇몇 임상 시험이 시행되었고, 이를 종합한 메타분석 논문이 발표됐다.

2021년 《천식저널》 학술지에 5편의 임상 시험을 포함한 메타분석이 발표되었다.[42] 그 결과, 3세 이상에서 오메가-3 지방산 보충은 아토피나 습진을 예방하는 데 효과가 없었다.

2022년 《BMC 소아과학》 학술지에 발표된 8편의 임상 시험을 종합한 메타분석에 따르면,[43] 모든 임상 시험을 종합했을 때 산모가 오메가-3 지방산을 먹었을 때 출생한 자녀의 알러지 천식의 발생을 줄이는 예방 효과가 없었다.

하지만 여러 가지 요인별로 세부적으로 메타분석을 했을 때는 하루 1200mg 이상의 오메가3 지방산을 복용한 경우에는 출생한 자녀의 천식 발생이 30% 정도 통계적으로 의미 있게 줄었다.

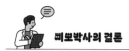

- 두 번째 메타분석에서 전반적으로는 오메가-3 지방산이 효과가 없었지만, 세부적인 분석에서 산모가 비교적 높은 용량의 오메가-3 지방산을 먹으면 이후 출생한 자녀의 천식 예방에 도움이 되는 것으로 나타났습니다. 분석에 포함된 임상 시험의 연구 대상자 수가 500~700명까지 포함된 연구도 있어 연구 결과의 신뢰성이 비교적 높아 보입니다.
- 다만 지역 및 용량을 기준으로 한 세부 메타분석에 포함한 임상 시험의 숫자가 4~5개로 임상 시험 수가 충분하다고 보기엔 다소 무리가 있습니다. 연구의 질적 수준(높음 혹은 낮음)이나 제약회사의 연구지원 유무에 따른 세부적 메타분석이 시행되지도 않았고요. 그래서 향후에 이에 대한 추가적인 메타분석은 필요해 보입니다.

오메가-3 지방산은 심혈관질환을 예방하는 데 도움이 될까?

'이누이트 역설(Inuit Paradox)'이라는 말이 있다. 이 말은 에스키모인 이누이트족이 전통적으로 지방과 단백질을 많이 먹고, 당이나 채소 등은 적게 먹는 식습관에도 불구하고 심혈관질환이 적은 현상을 가리킨다.

실제로 1970년대 들어서면서 북극 지역에 사는 에스키모인들이 협심증이나 심근경색증과 같은 관상동맥질환이 낮다는 보고가 나오기 시작했다. 그 이유는 그들이 오메가-3 지방산이 풍부한 등푸른생선이나 바다표범을 많이 섭취하기 때문으로 추정되었다.

동물실험에서는 오메가3 지방산이 동맥경화를 줄인다는 결과도 있다. 그러나 효과가 없거나 오히려 악화시킬 수도 있다는 전혀 다른 보고도 있어서 결론을 내리기 힘들다.

그런데 2003년《동맥경화증》학술지에 그린란드, 캐나다, 알래스카의 사망통계에 대한 기존의 논문들을 고찰한 논문이 발표됐다.[44] 흥미롭게도 1970년대에 에스키모인이 허혈성 심장질환이 낮다는 보고는 일부 산발적인 보고나 알래스카의 통계에서만 관찰되었다는 것이다. 이 말은 캐나다나 그린란드의 에스키모인들은 본토에 사는 백인들과 차이가 없었다는 것이다. 오히려 뇌졸중 같은 뇌혈관질환에 기인한 사망률은 에스키모인들이 2~3배 높다.

논란의 여지는 있지만, 이후 전 세계적으로 보고된 환자대조군 연구나 코호트 연구와 같은 집단을 대상으로 한 관찰연구를 보면, 일반적으로 생선이나 생선 기름을 많이 섭취한 사람들이 심혈관질환 발생이 적었다고 한다. 그리고, 이러한 개별 연구를 종합한 메타분석 논문도 발표되었다.

2004년에 《미국심장학저널》에서는 기존에 발표된 19편의 관찰연구(14편의 코호트 연구, 5편의 환자대조군 연구)를 종합한 메타분석 결과가 발표되었다.[45] 그 결과, 평소에 생선을 섭취하는 사람들은 전혀 먹지 않거나 거의 먹지 않는 사람들보다 관상동맥질환의 빈도가 14% 정도 낮았다.

2006년《미국임상영양저널》역시, 기존 25편의 코호트 연구를 종합한 체계적 문헌고찰 결과[46] 대부분의 코호트 연구에서 오메가-3 지방산이 풍부한 생선을 자주 섭취한 사람들은 그렇지 않은 사람에 비해 심장질환의 위험성이 낮은 것으로 나타났다.

그렇다면 오메가3 지방산을 생선과 같은 음식이 아닌 보충제의 형태로 섭취하는 건 심혈관질환에 도움이 될까?

1999년에 의학학술지 《랜싯》에 실린 실험을 소개하겠다. 이탈리아에서 시행된 대규모 임상 시험에서 심근경색을 앓은 적이 있는 1만 1324명의 환자를 대상으로 오메가-3 지방산과 비타민E 보충제 투여가 심혈관질환의 2차 예방에 도움이 되는지 알아보았다.[47] 연구 결과, 비타민E 보충제는 효과가 없었지만, 오메가-3 지방산 보충제는 심근경색증, 뇌졸중 및 사망을 10~15% 낮추는 것으로 나타났다.

2007년에는 같은 학술지에 일본에서 시행된 대규모 임상 시험 (JELIS 연구) 결과가 발표됐다.[48] 1만 8645명의 고지혈증 환자를 대상으로 오메가-3 지방산이 심혈관질환의 2차 예방에 도움이 되는지 알아본 것이다.

그 결과 오메가3 지방산 보충제를 복용한 사람들은 협심증, 심근경색, 심장돌연사 및 뇌졸중 등 심혈관질환 발생이 19% 감소한 것으로 나타났다. 이 두 편의 대규모 임상 시험 결과를 바탕으로 심혈관질환의 과거력이 있는 환자의 경우, 심혈관질환 발생을 막기 위해 오메가3 보충제가 임상에서 처방되고 있다.

그렇지만 이들 대규모 임상 시험은 오메가-3 지방산이 심혈관질환을 예방할 수 있다는 결론을 내리기에는 중대한 약점이 있었다. 연구대상자 수가 1만 명 이상으로 충분히 많은 사람이 연구에 참여했지만, 이 두 대규모 임상 시험은 위약을 사용하지 않은 '개방형 표지' 임상 시험이었다는 것이다.

개방형 표지 임상 시험은 오메가-3 지방산을 먹는 사람과 대조 군으로 먹지 않는 사람으로만 나눈 것으로, 대조군에서 위약을 사용하지 않았다. 누가 오메가3 보충제를 먹었는지 안 먹었는지, 연구 대상자와 연구자 모두 알 수 있다. 그렇기 때문에, 오메가3 지방산 보 충제를 먹은 집단은 이를 먹었다는 사실 그 자체로 위약 효과(플라시 보 효과)가 나타날 수도 있다.

더욱 중요한 문제는 연구에 참여한 의사나 연구자들이 보충제를 먹지 않은 연구대상자가 이상 증상을 호소하는 경우, 보충제를 먹은 사람들에 비해 심혈관질환을 과도하게 진단하는 상황이 발생했을 가능성이 크다는 것이다.

다시 말해 오메가-3 지방산을 먹지 않은 연구대상자들에게서 심 혈관질환이 더 많이 '발견'된다. 그래서 최종 분석에서 오메가-3 지 방산을 먹는 연구대상자에서 심혈관질환의 발견이 상대적으로 적 다. 그렇다 보니 심혈관질환 발생이 적은 것으로 잘못 해석되었을 가 능성도 있다.

이런 개방형 표지 임상 시험의 오류를 줄이기 위해서는 대조군 으로 분류된 연구대상자에게 위약(플라시보)를 투여하는 방법인 무 작위 이중맹검 위약대조군 임상 시험을 시행하는 것이 가장 이상적 이다. 앞선 대규모 개방형 표지 임상 시험 외에도 이후 무작위 이중 맹검 위약대조군 임상 시험이 많이 발표되었는데, 연구 결과가 서로 다르게 나왔다.

그래서 나는 이후 15년 동안 국제학술지에 발표된 오메가3 보충 제의 심혈관질환 예방효과에 대한 임상 시험을 모아서 메타분석을 시행했다.[49] 심혈관질환을 앓은 적이 있는 총 2만 485명을 대상으로 14편의 임상 시험을 종합해 메타분석했다.

그 결과, EPA와 DHA 등과 같은 오메가3 보충제를 먹어도 돌연 심장사, 심부전, 뇌졸중 등 심혈관질환 발생이나 사망 가능성을 낮추지 못한 것으로 나왔다.

이 연구 결과는 2012년 5월에 국제적인 학술지인 《미국의학협회지》에 실렸다. 논문이 발표되자 《뉴욕타임스》, 《타임》, CNN, 로이터 등 유명 언론매체에서 중요하게 다루었다. 왜냐하면 이전까지 오메가-3 지방산 보충제는 중성지방 수치를 낮춰 심혈관질환 예방에 도움이 되는 것으로 알려져 있었기 때문이다.

현재도 오메가-3 지방산으로 만든 의약품은 중성지방 수치가 높은 고중성지방혈증 환자에게 처방이 되고 있다.

정리하면, 등푸른생선 등 음식을 통해 천연으로 섭취할 때는 심혈관질환의 예방에 도움이 되지만, 오메가3 지방산을 보충제의 형태로 복용하는 것은 도움이 되지 않는다는 것이다. 이렇게 효능의 차이가 나는 이유는 생선에는 오메가3 지방산뿐만 아니라 다른 영양 성분이 함께 들어 있어 인체에 긍정적인 효과가 발휘되기 때문으로 보인다.

내 논문이 발표된 이후에도 지속적으로 논란이 되다가 2023년 《미국심장학협회저널》에 미국심장협회(AHA)와 미국심장학학회(ACA) 등 6개 학회 공동위원회가 만성관상동맥질환 환자 관리지침을 발표했다.[50] 여기에서는 처음으로 각종 비타민, 베타카로틴, 칼슘뿐 아니라, 오메가3 지방산 보충제 역시 심혈관질환을 위험성 줄이는 데 도움이 되지 않는다고 결론을 내렸다.

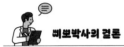

삐뽀박사의 결론

- 오메가-3 지방산 보충제가 심혈관질환의 1차 예방에 도움이 된다는 임상 시험은 부족합니다. 또 심혈관질환을 앓고 있는 사람에서는 도움이 되지 않습니다. 그렇기 때문에 오메가-3 지방산을 건강기능식품이나 약으로 먹을 필요는 없습니다.
- 대신 일주일에 손바닥 크기 정도(약 100g)의 등푸른생선을 2회 정도 먹고, 그 외 오메가-3 지방산이 들어 있는 견과류 및 씨앗류, 콩식품을 적절히 섭취할 것을 권합니다.

- 오메가-3 지방산은 필수지방산이자 불포화지방산으로 EPA와 DHA가 대표적으로 세포막 구조를 유지하는 데 중요하다. DHA는 뇌의 구성 성분으로 뇌 발달에 중요하며, 부정맥 완화, 혈전/중성지방/콜레스테롤을 낮춰 심혈관질환의 예방에 도움이 되는 것으로 알려졌다.

- 오메가3 지방산은 등푸른생선(고등어, 연어, 참치, 꽁치, 청어), 견과류(호두, 땅콩) 및 씨앗류(아마 씨, 치아시드), 식물성 기름(아마씨유, 올리브유, 카놀 라유, 콩기름), 콩류 등에 많이 들어 있다.

- 최근까지 사람을 대상으로 한 임상 연구를 종합하면, 특히 어린이들에게서 뇌 기능과 관련한 인지능력, 주의력 결핍 과잉행동 장애, 자폐증, 알러지, 고중성지방혈증 등에 오메가-3 지방산 보충이 도움이 된다는 임상적 근거는 불충분하기 때문에 권장할 수 없다.

- 성인에서 시행된 임상 시험 결과를 종합하면, 오메가-3 지방산 보충은 심혈관질환의 위험성을 낮춘다는 근거는 여전히 부족하다. 고중성지방혈증의 치료에도 임상적 근거가 부족하다.

- 건강기능식품이나 약의 형태로 오메가-3 지방산을 먹기보다는 일주일에 손바닥 크기 정도(약 100g)의 등푸른생선을 2회 정도 먹자. 그 외에 오메가-3 지방산이 들어 있는 견과류 및 씨앗류, 콩식품을 적절히 섭취할 것을 권한다.

최고 인기 영양제,
유산균(프로바이오틱스)

유산균 제품 열풍

2014년 어느 인기 프로그램에서 방송에 자주 나오는 의사가 유산균 제품의 효능을 소개했다. 5년 동안 임신이 되지 않던 한 여성에게 유산균을 처방했는데, 한 달 뒤에 임신이 되었다는 것이다. 그리고 몇 달이 지난 후 이 의사는 자신의 이름을 붙인 유산균 제품을 홈쇼핑 등에서도 선전하면서 유산균 제품이 인기를 얻었다.

하지만 이러한 효과는 임상적으로 확실하게 입증이 된 것이 아니었다. 그래서 대한의사협회에서는 유산균 효과를 과장하고 유산균 제품을 만들어 홈쇼핑 등에서 판매하기도 한 이 의사를 이른바 '쇼 닥터'라고 명명하고 중앙윤리위원회에 회부해 징계했다.

그러나 이후 이 의사뿐만 아니라 여러 의사가 자신의 이름을 내

걸고 유산균 제품을 홈쇼핑에서 홍보하기 시작했다. 동시에 이들은 건강 관련 TV 프로그램에 출연해 유산균 제품이 건강에 좋다고 홍보했다.

유산균 제품은 현재까지도 위와 장의 건강을 포함해 여러 가지 질병의 예방에 도움이 된다고 홍보된다. 그러다 보니 많은 사람이 유산균이 건강에 유익할 것으로 믿고 있다. 실제 2023년 한국건강기능식품협회가 발표한 조사에 따르면 유산균 제품은 2022년 홍삼에 이어 가장 많이 팔리는 건강기능식품인 것으로 조사되었다.

장내 환경을 개선하는 유산균

인간에게 유익한 '살아 있는 미생물(생균)'이나 혹은 이 생균을 함유하는 제품을 영어로 '프로바이오틱스(probiotics)'라고 한다. 영어 어원을 살펴보면 프로(pro)는 '~를 위하여', 바이오틱스(biotics)는 '생명과 관계 있는'이라는 뜻으로, 항생제(안티바이오틱스, antibiotics)와는 반대인 '친생제' 정도로 번역할 수 있다.

프로바이오틱스는 정제(알약), 가루약, 액체 혹은 요거트와 같은 제품의 성분 등 여러 가지 형태로 먹을 수 있다.

대표적인 프로바이오틱스에는 락토바실러스나 비피더스균이 있다. 이것들이 대부분 유산균이기 때문에 우리말로는 유산균이라고 부르기도 한다. 여기서 소개할 논문들에서 영어로는 프로바이오틱스라고 되어 있지만 편의상 유산균으로 통칭하도록 하겠다.

유산균은 젖산균이라고도 하며, 장내에서 음식물의 당을 분해해 유산(젖산)을 생성하는 발효를 통해 장을 산성으로 만든다. 장을 산성으로 만들게 되면 해로운 균은 죽이고 유산균과 같은 유익한 균들을 증식하게 한다. 장내 미세환경을 개선함으로써 건강 상태를 좋게 할 수 있다는 가설이다.

이런 개념을 처음으로 도입한 사람은 면역학의 선구자로 알려진 러시아의 동물학자이자, 1908년도 노벨생리의학상 수상자인 엘리 메치니코프다.

메치니코프의 가설이 제시된 후 특히 2000년대 들어서 유산균의 건강에 대한 효과를 다룬 연구 결과를 보고한 논문들이 기하급수적으로 출판되기 시작했다. 급성 항생제 관련 설사, 염증성 장 질환(궤양성 대장염 및 크론병), 과민성대장증후군과 같은 위장관계 질환 뿐만 아니라, 헬리코박터 제균, 호흡기 감염, 우울증, 습진/알러지/아토피 피부염, 심혈관질환, 세균성 질염 등 다양한 질환에 대한 효능과 안전성에 대한 임상 시험 연구 결과들이 보고되고 있다.

그런데 유산균 제품이 우리 아이들의 건강에 도움이 된다는 의학적 근거는 충분할까?

유산균을 먹으면 아이들 장 건강에 도움이 될까?

어린이 만성변비는 아주 흔한 문제로 이 때문에 걱정하는 부모도 많다. 4세 이상의 어린이가 한 달에 한 번 이상 1주일에 2회 이하로 변을 보거나, 대변이 너무 많아 배결하기 힘든 경우 만성변비로 볼 수 있다.

한 연구에 따르면 약 10%의 어린이들이 만성변비로 고생하고 있고, 많게는 소아청소년 소화기과를 방문하는 어린이의 약 4분의 1이 만성변비라고 한다.

변비의 원인 중의 하나로 장내 세균의 자연적인 균형이 깨진 경우인데 유산균을 투여함으로써 염증을 줄이고 장 운동을 촉진해 변비를 해결할 수 있다는 가설이 제기되어왔다. 그리고 어린이에게 유산균이 변비를 줄일 수 있다는 임상 시험이 발표되기 시작했다.

2022년 〈코크란 체계적 문헌고찰 데이터베이스〉에 만성 변비가 있는 아이들에서 유산균이 효과가 있는지 14편의 임상 시험을 포함한 메타분석이 발표되었다.[51]

4편의 임상 시험을 메타분석한 결과, 유산균은 위약과 비교했을 때 변비치료에 효과가 없었고, 부작용 역시 차이가 없었다. 3편의 임상 시험을 메타분석한 결과, 완하제(변비약)와 비교했을 내 완하세와 함께 유산균을 추가한 경우 배변의 횟수는 차이가 없었다.

나는 결론적으로 어린이에서 유산균은 만성변비 치료 효과는 근거가 불충분하다고 결론을 내렸다. 2023년 《임상영양》 학술지에 어린이를 대상으로 한 17편의 임상 시험을 종합한 메타분석에서도 변비에 도움이 된다는 근거가 없다고 결론을 내렸다.[52] 유산균의 종류, 유산균 제품에 들어간 혼합물 종류, 적정양과 기간 등에 따른 효과가 불분명하다는 것이다.

그럼 설사의 경우에는 어떨까? 세계보건기구(WHO)에서는 24시간 동안 3번 이상의 묽거나 물변을 보는 경우 '설사'라고 정의한다. 14일 이내는 '급성설사', 14일 이상 지속되는 경우에는 '지속설사'로 분류한다. 20종 이상의 바이러스, 세균, 기생충이 급성설사와 관련이 있어 14일 이내의 감염에 기인한 설사를 '급성 감염성 설사'라고 부른다.

어린이에게서 대부분의 급성 감염성 설사는 원인균을 모르더라도 치료가 되며 수액 요법, 아연 보충, 그리고 필요한 경우 항생제를 사용해 완치가 된다.

프로바이오틱스(유산균)는 몇 가지 기전을 통해 급성 감염성설사를 치료하는 데 도움이 된다는 의견이 있다. 항병원균 효과, 즉 원인균이 설사를 유발하는 작용을 방해함으로써 설사를 줄일 수 있다. 원인균이 장내에서 결합하는 부위나 생존에 필요한 영양소에 대해 유산균이 경쟁하거나 세균 독소를 중화시킴으로써 결과적으로 설사 증상을 줄일 수 있다.

또 하나의 기전은 유산균이 점막의 면역 반응을 촉진하거나 장내 염증을 감소시킴으로써 설사를 줄일 수 있다는 것이다. 이러한 가능한 기전을 바탕으로 유산균이 급성 감염성 설사에 효과가 있는지 알아본 임상 시험이 상당히 많이 발표되었다.

2020년 〈코크란 체계적 문헌고찰 데이터베이스〉에 82편의 임상 시험을 종합한 메타분석이 발표되었다.[53] 총 1만 1526명의 18세 미만의 청소년과 어린이들이 연구에 포함되었는데, 메타분석 결과 48시간 이상 지속되는 설사를 보인 어린이 중에서, 유산균을 먹은 어린이나 먹지 않은 어린이 사이에 차이가 없었다. 유산균을 먹은 어린이들에게서 설사 지속 시간이 약 9시간 정도 단축되는 것으로 나왔지만, 연구의 질적 수준이 낮은 것으로 나타났다.

세계보건기구에서는 14일 이상 지속되는 확실하게 밝혀지지는 않았지만 세균이나 바이러스 등에 의한 감염성 원인의 설사를 '지속설사'라고 하고, 이보다 더 긴 4주 이상의 경우에는 '만성설사'라고 정의한다. 지속설사는 수분 보충과 항생제를 쓰면서, 다른 감염성 질환과 마찬가지로 시간이 지나면서 좋아지기를 기대하면서 치료한다.

유산균은 장내에서 설사를 유발하는 다른 균을 억제함으로써 설사를 줄일 수 있다는 가설이 제기되어왔다. 유산균이 어린이의 지속설사를 치료하는 데 효과가 있는지 알아보는 임상 시험이 몇 편 발표되었다.

2013년 〈코크란 체계적 문헌고찰 데이터베이스〉에 18세 미만의 청소년과 어린이 464명을 대상으로 시행된 4편의 임상 시험을 종합한 메타분석이 발표되었다.[54] 2편의 임상 시험을 메타분석할 수 있었는데, 프로바이오틱스는 지속설사의 기간이 4일 줄었다. 2편의 임상 시험에서는 배변 빈도도 줄었다. 하지만 저자들은 임상 시험의 질적 수준이 낮고, 임상 시험 수가 적어 효과가 있지만 제한점이 있다고 결론을 내렸다.

정상적으로 장내에는 400종류 이상의 세균이 존재하는데, 정상적인 위장관 기능을 유지하기 위해서는 이러한 미생물의 균형이 중요하다. 감염성 질병을 치료하기 위해 항생제를 사용하면 이러한 균형이 깨지게 되고 설사가 발생할 수 있는데 이를 항생제 관련 설사라고 한다.

앞서 언급했듯이 유산균은 이처럼 깨진 균형을 복구할 수 있는 유익균으로, 항생제 관련 설사의 치료에 효과가 있는지 알아보는 임상 시험이 많이 발표되었다.

2019년 〈코크란 체계적 문헌고찰 데이터베이스〉에 18세 미만의 청소년과 어린이를 대상을 시행된 33편의 임상 시험을 종합한 메타분석이 발표되었다.[55] 20편은 질적 수준이 낮았고 13편은 높았다. 모든 연구를 종합한 메타분석 결과, 유산균을 먹은 경우, 먹지 않은 경우보다 항생제 관련 설사가 55% 줄었다. 유산균에 의한 심각한 부작용은 없었다.

50억 마리 이상을 함유한 고농도 유산균은 효과가 있었지만 그 이하는 통계적인 의미가 없었다. 유산균 제조 혹은 판매업체로부터 연구비를 지원받은 경우에는 통계적으로 의미 있는 효과가 나타났지만, 지원받지 않은 경우에는 통계적으로 의미 있는 효과가 관찰되지 않았다.

연구의 질적 수준이 높은 임상 시험이나 위약을 사용한 임상 시험만 종합했을 때도 통계적으로 의미 있게 유산균은 효과가 있었다. 저자들은 항생제 관련 설사를 예방하는 데 고농도의 유산균(50억 마리 이상)을 사용하는 것은 중간 정도의 근거 수준으로 효과가 있다고 했다. 또 부작용의 빈도도 낮고, 락토바실러스와 사카로미세스 유산균 외의 다른 종류의 유산균에 대해서는 추가적인 연구가 필요하다고 결론을 내렸다.

변비나 설사뿐 아니라 아이의 복통 때문에 걱정하는 부모도 많을 것이다. 장내 특별한 질병이 없이 오랫동안 자주 복통이 나타나는 질병을 '기능성 복통장애'라고 한다. 이것은 어린이와 청소년에서도 흔한데 전 세계적으로 14% 정도의 어린이와 청소년이 기능성 복통장애를 앓고 있다고 한다.

이 질환의 원인은 확실하게 밝혀지지 않았지만, 심리사회적 요인뿐 아니라 염증, 위배출시간 지연, 직장민감도 증가, 장내세균총의 변화 등 유전적 및 생리학적 요인 등 여러 가지 요인으로 인해 생기는 것으로 알려져 있다.

유산균을 먹으면 깨져 있던 장내 세균 조성을 올바르게 교정해 염증을 줄이고 장 운동을 정상으로 만들어 통증을 줄일 수 있지 않을까?

2023년 〈코크란 체계적 문헌고찰 데이터베이스〉에 4세에서 18세 사이의 청소년과 어린이를 대상으로 시행된 총 18편의 임상 시험을 종합한 메타분석이 발표되었다.[56]

6편의 임상 시험에서 554명이 포함된 메타분석에서 치료가 끝나는 시점에 위약과 비교했을 때 유산균은 개별 연구에서 정의한 치료 성공률이 1.57배 높았지만 근거 수준은 낮았다. 복통이 완전히 없어지는 효과는 유산균이나 위약이나 통계적으로 의미 있는 차이가 없었고, 근거 수준은 매우 낮았다. 유산균의 심각한 부작용은 보고되지 않았다.

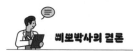

- 유산균은 어린이의 만성변비, 급성설사, 지속설사와 복통의 치료에 도움이 되지 않습니다. 앞선 2019년의 메타분석에서 항생제 관련 설사의 예방에 고농도의 유산균이 도움이 어느 정도 된다는 결과가 나왔지만, 유산균 업체로부터 연구비를 받지 않은 이해관계가 없는 8편의 임상 시험만을 종합했을 때는 통계적으로 의미 있는 효과가 관찰되지 않았습니다.

- 여기에서 더 나가 연구비를 받지 않은 8편의 임상 시험을 연구의 질적 수준에 따라 분석할 필요가 있는데요. 8편의 임상 시험 중 2편만 연구대상자수가 200명 이상이었고, 나머지 6편은 100명 이내로 연구대상자 수도 충분하다고 보기 어렵습니다.

- 결론적으로 유산균이 어린이에서 항생제 관련설사를 줄이는지에 대한 임상적 근거는 불충분하기 때문에 유산균을 권장할 수 없습니다.

유산균을 먹으면 헬리코박터균을 치료하는 데 도움이 될까?

헬리코박터균은 위에 존재하는 세균으로, 어렸을 때부터 감염된 후 어른이 되어서도 위에 머물러 있다. 전 세계의 인구 중 50% 이상이 헬리코박터에 감염되어 있고, 선진국에서는 어린이의 헬리코박터균 감염률이 약 10% 내외지만, 개발도상국에서는 이보다 높다.

헬리코박터균에 걸려도 90% 이상은 아무 증상이 없다. 하지만 헬리코박터균은 만성위염, 위/십이지장 궤양, 위암, 림프종을 유발하고, 이외에도 철결핍성 빈혈, 비타민B12 결핍, 급성특발성 혈소판 감소성 자반증 등도 초래하는 것으로 알려져 있다.

위내시경을 해서 위궤양이나 십이지장궤양이 진단되고 헬리코박터균이 발견되는 경우, 두 종류의 항생제(아목시실린+클라리스로마이신)와 궤양치료제(프로톤펌프억제제, PPI)를 14일간 복용하는 것을 권장하는데 이를 '삼중치료법'이라고 한다. 이 치료법의 성공률은 70~80%다.

그런데 헬리코박터균이 항생제에 저항하는 내성이 생기고 항생제의 부작용으로 순응도가 낮아져 치료율이 감소하고 있다. 이때 유산균이 유산(젖산)이나 박테리오신과 같은 물질로 헬리코박터균을 억제하고, 헬리코박터균의 위점막에 머무는 것을 방해함으로써 기존 치료법의 치료율을 향상시킬 수 있다는 가설에 제기되어왔다.

2019년 《유럽소아과학저널》에 어린이를 대상으로 유산균 중에서 락토바실러스를 기존 삼중치료법에 추가했을 때 헬리코박터균 치료율이 향상되는지 알아본 5편의 임상 시험을 종합한 메타분석이 발표됐다.[57]

이 시험에는 총 484명의 어린이가 포함되었는데, 삼중치료법에 락토바실러스를 추가한 어린이들은 삼중치료법만 받은 어린이들에 비해 치료율이 높았다(84% 대 71.4%). 그리고 고농도 및 장기간 치료받은 경우 치료율이 더 높았다.

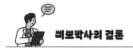

- 헬리코박터균을 치료할 때 두 가지 항생제와 궤양치료제를 병합하는 삼중치료법의 치료율은 70~80%입니다. 2019년 메타분석에 따르면 삼중치료법에 유산균을 더하면 80% 중반대의 치료 성공률이 나옵니다.
- 그러나 메타분석에 포함된 5편의 논문과 484명의 연구대상자 수는 결론을 내리기에 부족하며, 유산균을 더한 치료 성공률도 기존 삼중치료법과 비교해 임상적으로 큰 차이가 나지 않습니다. 연구의 질적 수준 및 이해관계에 따른 분석도 필요하고, 보다 대규모의 임상 시험이 필요할 것이죠.
- 이보다 중요한 것은 유산균만 단독 복용할 때 헬리코박터균 치료 효과에 대한 임상 시험은 거의 없다는 것입니다. 그렇기 때문에 유산균의 단독 효과 역시 현재로서는 알 수 없죠. 결론적으로 헬리코박터균 치료에 유산균을 추가하는 것은 큰 의미가 없는 것으로 보입니다.

유산균을 먹으면 요로감염을 예방하는 데 도움이 될까?

요로는 신장, 요관, 요도, 방광과 같은 소변이 만들어지고 나오는 길을 뜻한다. 그리고 요로에 세균이 감염되는 걸 '요로감염'이라고 한다. 장에서 나온 세균이 다시 소변이 나오는 요도에 침투해 생기는 병이다.

요로감염은 어린이에게서 발행할 확률이 1% 정도인데, 주로 밑을 닦는 과정에서 발생한다. 요로감염에 걸리면 아이가 소변을 볼 때 통증을 느끼거나, 소변을 자주 보거나, 소변을 잘 누지 못하거나, 배꼽 아래쪽의 통증을 호소할 수 있다. 신장까지 감염된 경우에는 신우신염으로 38도 이상의 고열이 발생할 수 있다.

이런 경우 항생제를 쓰면 대부분 하루이틀 안에 증상이 없어지고, 신우신염의 경우에는 2주까지 항생제를 쓰기도 한다.

그런데 락토바실러스와 같은 유산균이 세균이 요로를 타고 올라가 무리를 형성해 성장하는 것을 막을 수 있다는 주장이 있었다.

2022년 《임상실험약리학 문헌고찰》 학술지에 18세 미만의 청소년과 어린이를 대상으로, 유산균이 요로감염 발생 및 재발을 예방하는 데 효과가 있는지 알아본 11편의 임상 시험을 종합한 메타분석이 발표되었다.[58] 메타분석 결과, 유산균을 먹은 경우 요로감염 발생 및 재발이 6% 낮게 나왔다.

삐뽀박사의 결론

• 청소년과 어린이에서 유산균이 요로감염을 6% 예방하는 효과가 있다는 메타분석 결과가 있습니다. 하지만 이것은 임상적으로 의미 있는 효과로 보기에 불충분하기 때문에 요로감염 예방을 목적으로 유산균을 권장할 수 없습니다.

유산균을 먹으면 급성중이염 예방에 도움이 될까?

급성중이염은 어린이에게 가장 많이 발생하는 감염병 중 하나다. 중이에 염증이 생겨서 삼출물이 나오거나 열, 피로감, 귀 통증이 생기기도 한다. 또 종종 이루(외이도에서 나오는 분비물) 증상이 급격히 발생하기도 한다.

증상이 심하지 않은 경우 특별한 치료 없이 지켜봐도 되지만, 증상이 심한 경우에는 '아목시실린'이라는 항생제를 1차적으로 사용해 치료할 수 있다.

급성중이염은 병원균이 코 안쪽인 비인두에서 유스타키안 관을 타고 중이로 침투해 일으키는 것으로 알려져 있다. 유산균은 확실하지는 않지만 비인두에 존재하는 세균총 균형을 정상으로 복구할 수 있는 능력이 있다. 유산균이 병적 세균과 경쟁해서 이겨내거나, 다른 세균을 죽이는 물질을 분비하거나, 면역 기능을 조절함으로써 급성중이염을 예방할 수 있을 것으로 기대하고 있다.

2019년 〈코크란 체계적 문헌고찰 데이터베이스〉에 18세 미만의 어린이를 대상으로 시행된 16편의 임상 시험을 종합한 메타분석이 발표되었다.[59]

급성중이염을 1번 이상 앓은 어린이들의 수는 유산균을 먹고 있는 어린이들이 먹고 있지 않은 어린이에 비해 23% 낮았는데, 이는 중간 정도로 확실한 근거 수준이었다. 중이염에 잘 걸렸던 어린이들에서는 유산균을 먹어도 중이염의 예방효과는 관찰되지 않았는데, 이는 높은 근거 수준이었다.

논문의 저자들은 평소에 중이염이 빈번하지 않았던 어린이들에게는 유산균이 중이염 예방에 효과가 있을 것으로 기대되지만, 이러한 효과는 자신들의 연구 과정에서 발견되지 않은 출판 편향과 같은 오류 때문일 수도 있다고 언급했다. 또 장기간 사용에 따른 부작용 등 안전성, 최적의 유산균 종류 및 적절한 유산균 투여 기간 등 여러 가지 불확실한 점이 많다고 제한점을 언급했다.

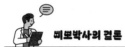
삐뽀박사의 결론

- 분석에 포함된 유산균의 급성중이염 예방 효과를 알아본 개별 임상 시험들 중에는 200~500명으로 비교적 연구대상자 수가 큰 임상 시험도 있지만, 반 이상의 임상 시험은 100명 미만에 불과합니다. 결론을 이끌어내기 위해서는 수백명 이상의 보다 큰 규모의 임상 시험이 필요합니다.

- 더욱 중요한 점이 있는데요. 연구의 질적 수준과 유산균 제조회사로부터 연구비를 받는지 여부, 즉 이해관계에 따른 분석이 이루어지지 않아 이에 대한 추가 분석이 필요합니다.

- 결론적으로, 유산균이 평소에 급성중이염이 없었던 어린이들에게는 급성중이염의 예방에 효과가 있을 가능성이 존재합니다. 하지만 충분한 근거는 없으며, 평소에 급성중이염이 빈번했던 어린이에게서는 효과가 관찰되지 않았습니다. 최적의 유산균 종류와 투여 기간도 확립이 되지 않았기 때문에 평소에 유산균을 먹도록 권장하기에는 여전히 근거가 불충분합니다.

유산균을 먹으면 감기 예방에 도움이 될까?

감기 역시 급성중이염과 마찬가지 논리로 유산균이 면역 기능을 조절함으로써 감기를 예방할 수 있을 것이라는 의견이 제시되어 왔다.

2022년 〈코크란 체계적 문헌고찰 데이터베이스〉에 어린이 및 성인에서 유산균이 급성상기도감염(감기)을 예방하는지 알아본 24편의 임상 시험을 종합한 메타분석이 발표되었다.[60] 이 분석 가운데 어린이를 대상으로 시행된 5편의 임상 시험을 종합한 결과, 유산균을 먹은 경우 감기의 빈도가 41% 통계적으로 의미 있게 낮았다.

2018년《유럽소아과학저널》에 3편의 임상 시험을 종합한 메타분석 결과[61] 어린이에서 락토바실루스 유산균을 먹은 경우 호흡기감염에 걸린 경우 병의 지속 기간이 0.8일 정도 짧았다.

 삐뽀박사의 결론

- 2022년 메타분석에 포함된 5편의 임상 시험 중 2편은 각각 254명 및 624명의 연구대상자 수로 비교적 연구대상자 수가 많지만, 나머지 3편은 100명 이내의 연구이므로 결론을 내기 위해서는 수백 명 이상의 임상 시험이 더 필요합니다. 이해관계에 따른 분석 역시 필요할 것입니다. 2018년 메타분석 역시 3편의 임상 시험을 종합한 결과이기 때문에 연구 수가 불충분하고요.
- 결론적으로 유산균을 먹는 것이 감기의 예방에 도움이 될 가능성은 있습니다. 그러나 어떤 종류의 유산균을 얼만큼 얼마나 오랫동안 먹어야 하는지에 대해서는 아직 확립된 바가 없다.

유산균〈프로바이오틱스〉핵심 체크

- 유산균은 인간에게 유익한 살아 있는 미생물(세균)으로 영어로 '프로바이오틱스'라고 한다.

- 대부분 유산균을 말하며, 장 내에서 음식물의 당을 분해해 유산(젖산)을 생성하는 발효를 통해 장을 산성으로 만든다. 장 내에서 해로운 균은 죽이고 유산균과 같은 유익한 균들을 증식하게 해 장내 미세환경을 개선함으로써 건강 상태를 좋게 할 수 있다는 가설이 있다.

- 최근까지 발표된 임상 시험을 종합한 메타분석에 따르면, 만성변비, 급성설사, 지속설사, 복통, 항생제 관련 설사, 헬리코박터 감염의 예방이나 치료에 도움이 된다는 임상적 근거는 불충분하기 때문에 권장할 수 없다.

눈떨림, 불면증에 마그네슘이 좋을까?

마그네슘이 부족하면 눈 떨림이 생긴다?

인터넷 블로그나 기사를 보면 심심찮게 마그네슘 부족에 대한 이야기가 등장한다. 어른들의 경우 눈 떨림의 원인이 마그네슘이 부족하기 때문이니 마그네슘을 먹어야 한다고 말이다.

2022년 한 신문기사에서는 아이가 '중간에 깨지 않고 자는 잠' 즉 통잠을 자게 하려면 특정 영양소를 보충해줘야 하는데, 그중에 하나가 마그네슘임을 강조한다.[62] 뇌에 있는 NMDA라는 특정 수용체가 과도로 활성되면 뇌신경이 흥분하면서 예민해지고 잠을 못 자는데, 마그네슘이 이 수용체를 차단하기 때문에 마그네슘을 먹어야 한다는 것이다.

또한 마그네슘은 아이의 근육·혈관을 이완시켜 성장통을 줄여,

잠을 잘 자도록 도와준다고 한다. 이런 기사를 보고 아이를 가진 부모라면 잠을 잘 못 자는 아이를 위해 마그네슘을 구입할 유혹을 느낄 수밖에 없다.

그런데 과연 아이의 수면장애나 어른의 눈떨림이 마그네슘이 부족해서 생기는 것일까?

마그네슘은 우리 몸에서 어떤 역할을 하는가?

마그네슘은 우리 몸 세포 내 양이온 중 칼륨(K, '포타슘'이라고도 한다) 다음으로 많으며, 전체적으로는 네 번째로 많은 양이온이다. 50%는 뼈에 저장되어 있고, 49%는 세포내액에, 나머지 1%는 세포외액에 있으며, 혈액 내에도 1% 정도 있다. 또 마그네슘은 음식에도 들어 있고, 제산제와 완하제(변비약)에도 들어 있으며, 영양제의 형태로도 있다.

마그네슘은 단백질 합성, 근육 및 신경 기능, 혈당 및 혈압 조절 등 인체 내에서 다양한 생화학적 반응을 조절하는 300종 이상의 효소에 보조인자의 역할을 한다. 에너지 생산, 산화적 인산화, 해당과정에도 마그네슘이 필요하고, 뼈의 구조적 발달에도 기여하고 DNA, RNA, 항산화 글루타치온의 합성에도 필요하다. 특히 세포막을 사이에 두고 칼슘과 칼륨의 이동에 중요한 역할을 하기 때문에 신경신호 전달, 근육수축, 정상 심장박동에 상당히 중요하다.

식물성 및 동물성 식품과 음료는 마그네슘의 좋은 공급원이다.

시금치와 같은 녹색 채소나 콩과류, 견과류, 씨앗류, 곡물에 많이 들어있는데, 일반적으로 식이섬유가 들어 있는 음식은 마그네슘이 들어 있다. 수돗물이나 생수 제품에도 마그네슘이 적게는 1mg/L에서 많게는 120mg/L 이상 들어 있다.

식품 외에도 영양제, 즉 식이보충제의 형태로 마그네슘을 섭취할 수 있고, 변비치료제인 완하제에도 마그네슘이 들어 있다. 마그네슘은 삼투압을 이용해 장내로 물을 끌어들여 장 운동을 높임으로써 변비 치료에 사용되고 있다.

마그네슘이 부족한 경우는 드물다

미국의 경우 마그네슘의 하루 권장섭취량은 1~3세는 80mg, 4~8세는 130mg이다. 우리나라에서는 3~5세는 110mg, 6~8세는 150mg이다.

마그네슘 결핍증이 있는 경우, 다양한 증상이 나타난다. 대부분 신경계 증상으로 손 떨림, 근육경련, 의식장애, 우울증 등이 생길 수 있고, 식욕감소, 부갑상선기능저하증, 저칼슘혈증, 저칼륨혈증뿐 아니라 심한 경우 심실세동과 같은 치명적인 부정맥이 나타날 수 있다.

혈중 마그네슘의 농도가 정상보다 낮은 경우 저마그네슘혈증 혹은 마그네슘 결핍증이라고 하는데, 보고마다 다르지만, 일반 인구에서 2% 내외 정도이며 많게는 10% 이상이다. 만성 알코올 사용장애(알코올중독)가 있는 환자에게서는 이런 증상이 30%까지 보고된다.

병원에 입원한 환자는 20% 내외, 중증환자는 50% 이상까지 있다. 또 소아 중환자실에 입원한 어린이 중에서는 50% 이상에서 저마그 네슘혈증이 보고되고 있다.

그러나 저마그네슘혈증이나 마그네슘 결핍증으로 인한 질병은 흔치 않으며, 주로 병원에 입원해 있는 환자에게서 흔하게 발생한다.

그럼 마그네슘이 우리 아이들의 건강에 도움이 된다는 의학적 근거는 있는지, 따로 보충해줘야 할지 알아보자.

마그네슘은 불면증 치료에 도움이 될까?

마그네슘이 수면에 어떤 영향을 미치는지 완전히 확립되지는 않았다. 하지만 앞의 기사에서 언급되었듯이 마그네슘은 신경계 특히 뇌의 해마에 풍부한 엔메틸디아스파테이트(N-methyl-D-aspartate, NMDA) 수용체를 차단하고, 감마아미노부틴산(r-amino butyric acid, GABA) 수용체를 활성화시키는 것으로 알려져 있다. NMDA가 비활성화되고 GABA가 활성화되면 수면의 질이 좋아지기 때문에 이론적으로 마그네슘을 먹으면 불면증과 같은 수면장애에 도움이 될 것으로 기대할 수 있다.

한편으로 마그네슘이 부족하면 멜라토닌이 감소하고, 코티졸이 증가해 불면을 유발할 수 있기 때문에 마그네슘을 부족함으로써 불면증을 개선할 수 있다는 가설이 제기되고 있다. 이러한 이론 혹은 가설은 실험실 연구와 동물실험 등을 통해서 만들어지는데, 실제로 사람에서도 같은 효과가 나타나는지는 임상 시험을 통해서 입증되어야 한다.

그럼 어린이 불면증에는 마그네슘이 어떨까? 의학 데이터베이스를 검색했지만, 어린이 불면증에 대한 마그네슘의 효과를 알아본 임상 시험은 없었고, 노인을 대상으로 한 임상 시험은 몇 편 있었다.

2021년《바이오메드 센트럴 보완요법치료》학술지에 노인의 불면증에 마그네슘 보충이 효과가 있는지에 대한 임상 시험을 종합한 메타분석이 발표됐다.[63] 세 편의 임상 시험, 총 151명의 연구대상자를 종합한 메타분석 결과 마그네슘을 먹은 사람들은 위약을 먹은 사람들보다 잠드는 시간이 17분 정도 통계적으로 의미 있게 줄었다. 총 수면 시간은 16분 늘어났지만 통계적으로 의미는 없었다.

삐뽀박사의 결론

- 우리나라뿐 아니라 외국의 많은 건강 관련 기사나 건강관련 인터넷 사이트에서 마그네슘이 불면을 개선해 수면에 도움이 될 수 있다고 설명합니다. 하지만 이것은 가설이나 이론에 불과하고, 결론을 내리기에는 사람을 대상으로 한 임상 시험이 아직 부족합니다.
- 특히 어린이의 경우에는 임상 시험이 없는데, 어른에게 시행된 일부 임상 시험의 결과를 적용할 수는 노릇이죠. 마그네슘뿐 아니라 각종 영양제와 모든 건강기능식품은 이론이나 가설뿐 아니라 임상 시험에서 그 효능과 안전성이 충분히 입증되어야 합니다. 결론적으로 마그네슘이 불면증에 도움이 된다는 임상적 근거는 불충분합니다.

마그네슘은 눈 떨림 치료에 도움이 될까?

방송이나 인터넷을 보면 종종 눈꺼풀이 파르르 떨리는 증상에 대해 일부 의사들이 마그네슘이 부족하기 때문이라며 마그네슘을 먹어야 한다고 말한다. 실제로 적지 않은 사람이 눈꺼풀이 떨리는 원인을 마그네슘 부족으로 알고 있다.

하지만 가벼운 눈꺼풀 떨림은 마그네슘 부족과는 대부분 관련이 없는 눈꺼풀근육잔떨림(eyelid myokymia)이라는 병이다. 주로 아래쪽 눈꺼풀의 근육이 지속적으로 미세하게 수축하는 상태로, 파르르 떨리는 잔떨림이 있다.

원인은 확실하게 밝혀진 것은 아니지만, 스트레스, 피로, 과도한 운동, 카페인 섭취, 수면 부족, 과도한 음주, 흡연 등의 생활습관과 관련이 있다. 즉 이 병은 마그네슘 부족과는 관련이 없다.

물론 마그네슘 결핍증의 경우에도 근육 경련이 발생할 수는 있지만 일반적인 눈꺼풀근육잔떨림과는 관련이 없다. 눈꺼풀근육잔떨림은 어린이들에게는 흔하지는 않고 성인에게서 주로 발견되는데, 얼마나 많은 사람이 이 병에 걸리는지에 대한 연구는 거의 없다.

2021년 《대한임상건강증진학회지(Korean Journal of Health Promotion)》에 72명의 눈꺼풀근육잔떨림 환자와 197명의 정상인을 비교한 논문이 발표되었다.[64] 이 논문에 따르면, 눈꺼풀근육잔떨림 환자가 피로를 더 많이 호소했고 수면의 질이 낮았다. 혈중 마그네슘 농도는 눈꺼풀근육잔떨림 환자와 정상인 사이에 차이가 없었고, 대부분의 눈꺼풀근육잔떨림 환자에게서 저마그네슘혈증은 나타나지 않았다.

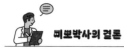

삐뽀박사의 결론

- 눈꺼풀이 파르르 떨리는 현상은 일반적으로 마그네슘이 부족한 것으로 알려져 있지만, 마그네슘과는 관련이 없습니다. 이는 스트레스, 피로, 과도한 운동, 카페인 섭취, 수면 부족, 과도한 음주, 흡연 등의 생활습관과 관련이 있고, 대부분 몇 주에서 몇 개월 후에 저절로 좋아지기 때문에 마그네슘을 먹을 필요는 없습니다.

마그네슘 핵심 체크

- 마그네슘은 신경, 근육, 심장의 정상적인 기능에 중요하지만, 일반적으로 성인이나 어린이에서 마그네슘 결핍증이나 저마그네슘혈증은 드물며, 주로 입원한 환자에서 나타날 수 있다.

- 마그네슘이 불면을 개선하거나 어린이의 수면의 질을 높이는 데 도움이 된다고 알려져 있지만, 임상적으로 근거는 부족하다.

- 눈꺼풀이 파르르 떨리는 증상에 대해 마그네슘이 부족하기 때문에 마그네슘을 먹는 게 좋다고 알려져 있지만, 의학적 근거는 없다.

- 눈꺼풀근육잔떨림은 생활습관 개선과 함께 시간이 지나면 저절로 좋아진다.

질병을 예방하는 항산화제

암, 심혈관질환, 노화의 주범! 활성산소종

수년 전부터 TV 건강 프로그램에서 의사들이 '활성산소', '항산화제'와 같은 말을 자주 써서 이런 말이 일반인들에게도 익숙한 단어가 되었다. 활성산소는 더 정확하게 표현하면 '활성산소종(reactive oxygen species)'으로, 약어로 ROS라고 한다.

활성이라는 단어가 앞에 붙으니 뭔가 활발하고 명랑하고 긍정적인 느낌이 들겠지만, 여기에서 활성이라는 말은 화학적으로 잘 반응한다는 것을 의미한다.

활성산소종을 이해하기 위해서는 먼저 '자유 라디칼(free radical)'이 무엇인지 알 필요가 있다. 화학에서 자유 라디칼은 짝을 짓지 않은 전자를 가지는 원자나 분자(2개 이상의 원자가 결합한 것) 혹은 이온(전자를 얻거나 잃어 전기를 띈 것)을 뜻한다. 자유 라디칼은 매우 반응성이 높고 불안정해 만들어지자마자 다른 물질과 반응하여 전자를 빼앗거나(산화), 전자를 주면서(환원) 여러 화학 반응을 일으킨다.

활성산소종은 '산소가 포함된 자유 라디칼'을 말한다. 생명체가 살아가기 위해서는 우리 몸을 구성하는 물질을 만들거나 생명 활동에 사용되는 물질이나 에너지를 만들어야 한다. 필요하지 않은 물질을 몸 밖으로 내보내는 변화와 화학 반응도 필요하다. 이것을 '대사'라고 한다.

대사에는 큰 분자를 작은 분자로 분해함으로써 에너지가 만들어지는 이화 작용과 에너지를 흡수해 작은 분자가 큰 분자를 만드는 동화 작용이 있다.

이화 작용의 하나로 영양분이 세포 내에서 대사를 하는데, 이때

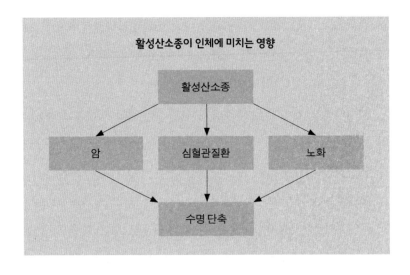

에너지를 내는 과정에서 산소가 개입한다. 산소는 대부분 물을 만드는 데 쓰이지만 극히 일부의 산소는 물이 아닌 활성산소종으로 변한다. 대표적인 활성산소종으로는 초과산화물(O_2^-), 과산화수소(H_2O_2), 수산기(OH) 등이 있다.

이러한 활성산소종은 일반적인 자유 라디칼과 마찬가지로 주변에 있는 물질에서 전자를 빼앗을 수 있는데, 이를 '산화'라고 한다. 전자를 빼앗긴 물질은 변형을 일으키거나 자신이 할 수 있는 기능을 하지 못하게 된다.

활성산소종이 정상 세포로부터 전자를 뺏으면 그 세포는 죽지 않는 세포, 즉 암세포로 변하게 되어 암이 생길 수 있다. 활성산소종이 혈액 내에서 콜레스테롤로부터 전자를 뺏으면 콜레스테롤은 산화 콜레스테롤로 변하게 된다. 콜레스테롤이 혈관 벽에 쌓이면 동맥경화를 일으켜 결국 심혈관질환이 발생한다.

활성산소는 또한 산화 과정을 통해 비정상적인 세포 기능, 손상

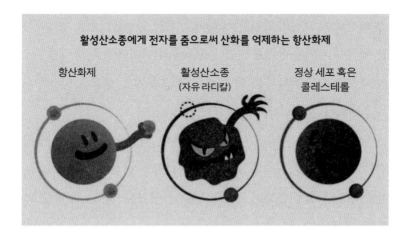

활성산소종에게 전자를 줌으로써 산화를 억제하는 항산화제

항산화제 　　　 활성산소종 　　　 정상 세포 혹은
　　　　　　　 (자유 라디칼) 　　 콜레스테롤

된 물질과 독성 물질의 축적, 유전자 변형, 면역 및 스트레스 반응의 저하를 특징으로 하는 노화 과정을 촉진한다. 그래서 활성산소종을 다른 말로 '유해 산소'라고도 하며, 활성산소종에 의한 손상을 '산화적 손상' 혹은 '산화적 스트레스'라고 한다.

활성산소종은 이러한 산화 과정 등을 통해 암, 심혈관질환, 노화를 일으킬 수 있고, 염증을 유발하고 각종 급성 및 만성 질병의 원인으로 알려져 있다. 결과적으로 수명을 단축시키고, 사망률을 높일 수 있다.

이러한 활성산소종은 일반적으로 흡연, 자외선, 음식, 방사선, 공해 등 여러 요인으로 인해 정상적인 양보다 더 많이 생성되는 것으로 알려졌다.

활성산소종 해결사, 항산화제!

다행히도 암, 심혈관질환, 노화의 주범인 활성산소종을 제거해주는 물질이 자연에 존재한다. 활성산소종의 산화작용을 막아줌으로써 각종 질병을 예방하는 데 도움을 주는 물질을 '산화를 억제한다'는 의미에서 '항산화제'라고 부른다.

활성산소종에 존재하는 짝을 짓지 않은 외로운 전자에게 항산화제는 자신이 가진 전자를 줌으로써 산화작용을 못 하도록 미리 조치를 취한다. 그렇게 되면 결과적으로 암, 심혈관질환, 노화 등을 막을 수 있게 된다.

항산화제는 과일과 채소 등 음식에 풍부한데, 이를 '천연항산화제'라고 한다. 대표적인 천연항산화제에는 비타민 중에는 비타민C(레몬, 오렌지, 귤), 비타민E(식물성 기름, 땅콩), 베타카로틴(당근, 시금치, 호박)이 있다. 그 외 라이코펜(토마토, 수박), 이소플라본(콩), 카테킨(녹차), 레스베라트롤(적포도주), 셀레늄(어패류, 육류, 견과류) 등이 있다.

최근 수십 년간 전 세계적으로 발표된 수백, 수천 편의 사람 집단을 대상으로 관찰한 역학연구 결과를 종합해보면, 천연항산화제 등의 영양 물질이 풍부한 과일과 채소를 많이 섭취하는 사람은 그렇지 않은 사람에 비해 암이나 심혈관질환(협심증, 심근경색증, 뇌졸중 등)이 적게는 10%에서 많게는 30% 이상 적게 발생하는 것으로 보고된다. 즉 천연항산화제가 풍부한 과일과 채소를 먹으면 장수할 수 있다는 것이다.

그래서 세계보건기구와 여러 나라에서는 암이나 심혈관질환 등 수명을 줄이는 주요 질병을 예방하고 건강하게 살기 위해 다양한 과일과 채소를 하루에 400g 이상 섭취할 것을 권장한다.

오히려 사망을 높이는 항산화 보충제!

그렇다면 이렇게 건강에 좋은 항산화제를 과일이나 채소가 아니라 먹기에도 간편하게 약 혹은 영양제, 즉 보충제의 형태로 만들어 먹으면 같은 효과가 나타날까?

그래서 제약회사들은 항산화제를 과일이나 채소로부터 추출하거나 실험실에서 합성을 해 약의 형태로 만들어 판매하기 시작했다. 연구자들은 항산화제를 보충제의 형태로 투여하면 음식으로 섭취하는 것과 마찬가지로 암, 심혈관질환, 노화를 예방해 궁극적으로 사망률을 줄이거나 수명을 연장할 수 있을 것이라는 가설을 세우고 임상 시험을 시행해 연구 결과를 논문으로 발표하기 시작했다.

그런데 연구마다 서로 다른 결과가 나왔다. 어떤 임상 시험에서는 항산화보충제가 위약과 비교했을 때 사망자 수를 줄인다는 결과가 나왔지만, 또 다른 임상 시험에서는 사망자 수에 차이가 없다는 결과가 나왔다. 심지어 어떤 임상 시험에서는 위약을 먹은 사람보다 항산화보충제를 먹은 사람들에서 사망자 수가 더 많았다는 보고도 있었다.

그러던 중 2007년에 의학분야의 최고의 의학학술지 중의 하나인 《미국의학협회지》의 메타분석은[65] 학계에 큰 충격을 주었다. 68편의 임상 시험을 종합한 메타분석 결과, 베타카로틴, 비타민C, 비타민E, 셀레늄 등의 대표적인 항산화 보충제를 먹은 사람들이나 위약이나 아무것도 먹지 않은 사람들이나 사망자 수에 차이가 없었다. 즉 과일과 채소를 통해 항산화제를 섭취했을 때는 사망을 줄였지만, 항산화제를 보충제의 형태로 복용했을 때는 효과가 없었다는 것이다.

그런데 더욱 당혹스러운 결과는, 68편의 임상 시험 중에서 객관적인 논문의 질 평가 기준에 맞춰 질적 수준이 높다고 평가된 47편의 임상 시험들만을 종합했을 때(연구대상자는 총 18만여 명), 항산화보충제를 복용한 사람들은 이를 복용하지 않는 사람들보다 통계적으로 의미 있게 오히려 사망률이 5% 높았다는 것이다.

연구자들은 음식이 아닌 약의 형태인 보충제로 항산화제를 먹었을 때 오히려 사망의 위험이 높은 이유에 대해 다음과 같은 가설을 제시했다.

활성산소종이 산화를 통해 우리 몸에 해로움을 끼치지만, 반대로 외부에서 들어온 독성물질을 죽이는 이로운 방어 기능도 있다. 그런데 매일 항산화 보충제를 규칙적으로 먹게 되면 활성산소종이 줄어들어, 방어 기능이 떨어져서 오히려 사망률을 높일 수 있다는 것이다.

결국 음식이 아닌 보충제의 형태로 항산화제를 먹으면 이로움보다 해로움이 클 수 있다는 것이다. 항산화제는 종합비타민의 중요한 성분이다. 그러므로 건강을 원한다면 오히려 종합비타민을 멀리하는 것이 좋다.

종합비타민을 구성하는 항산화 보충제는
어린이 건강에 도움이 될까?

어른을 대상으로 한 임상 시험과 이를 종합한 메타분석 논문이 발표됐지만, 어린이를 대상으로 종합비타민의 주요 구성 성분인 항산화보충제가 어린이의 전반적인 건강에 대한 임상 시험은 거의 없다.

개별적으로 대표적인 항산화제인 비타민C를 보충제의 형태로 먹었을 때 어린이의 건강에 도움이 된다는 임상적 근거는 불충분하다는 것은 앞서 비타민C 부분에서 이야기했다.

삐뽀박사의 결론

- 비타민C, 비타민E, 베타카로틴, 셀레늄 등 항산화제를 음식이 아닌 보충제의 형태로 먹는 것은 오히려 사망률을 높일 수 있다는 메타분석이 나왔고 건강에 도움이 된다는 근거는 여전히 부족합니다. 특히 어린이의 경우 임상 시험이 별로 없기 때문에 효과뿐만 아니라 부작용, 즉 안전성이 확인되지 않았으므로 권장할 수 없습니다.

아연이
어린이 사망률을 줄일까?

필수 미네랄, 아연

아연은 우리 몸에 꼭 필요한 미량 미네랄(적은 양으로 존재하거나 소량만 요구되는 미네랄) 중의 하나로 인체가 스스로 생산힐 수 없이 음식을 통해 섭취해야 한다.

아연은 인체 모든 세포에 존재하는데, 수백종의 효소가 정상적으로 작동하게 만들어주고 단백질 생산, 유전자 표현에도 관여하며, DNA와 RNA 대사에도 중요한 역할을 한다. 또한 면역체계, 뼈 성장, 성장호르몬 기능에도 관여한다. 위장관의 보호 및 손상 후 재생에도 관여해 설사를 줄이는 데도 효과가 있는 것으로 알려져 있다.

아연은 식물성보다는 고기, 생선, 해산물, 유제품 및 달걀 등 동물성 식품에 풍부한데 굴에 가장 많이 들어 있다. 콩과류, 견과류,

통곡류에도 아연이 들어 있지만, 피틴산의 형태로 저장되어 있어 물에 잘 녹지 않아 장내에서 아연이 잘 흡수되지 않는다.

아연이 부족하면 잘 생기는 질병

아연은 신체 내에서 여러 가지 기능을 하기 때문에 아연이 부족하면 피부, 뼈, 소화기, 생식기, 중추신경계, 면역계 등에 문제가 생길수 있다.

신생아나 어린이에게는 설사가 흔한 증상이고 좀 더 나이를 먹은 어린이들은 탈모, 성장 지연, 잦은 감염이 잘 발생한다. 저개발국가에서는 아연 결핍이 많고, 이로 인해 어린이 질병 및 사망의 위험성이 높다.

아연을 어린이에게 보충하면 긍정적인 효과가 있을까?

2023년 〈코크란 체계적 문헌고찰 데이터베이스〉에 생후 6개월에서 12세 사이의 어린이를 대상으로 아연을 보충하면 이환율, 사망률, 성장 발달에 긍정적인 효과가 있는지에 대한 메타분석 논문이 실렸다.[66] 총 21만여 명의 어린이를 대상으로 한 96편의 임상 시험이 발표되었는데, 그중 16편의 임상 시험을 메타분석했다.

그랬더니 아연을 먹은 어린이들은 먹지 않은 어린이와 비교했을 때 총 사망률에서 차이가 없었다. 마찬가지로 설사로 인한 사망률에 있어서도 아연은 영향이 없었다. 다만 아연을 보충했을 때 설사가 9% 정도로, 통계적으로 의미 있게 감소했다. 또 아연을 보충한 경우 키 성장에 대한 표준화 평균차는 0.12로, 아연을 보충하지 않은 경우보다 아주 약간 도움이 되었다.

이런 주요 연구 결과를 바탕으로 저자들은 아연 보충이 키 성장에 도움이 될 수도 있다고 결론 내렸다.

그런데 2022년 《유럽영양저널》에 발표된 연구는 좀 달랐다. 총 23만여 명의 5세 이하의 어린이를 대상으로 한 총 28편의 임상 시험을 종합한 메타분석에 따르면[67] 아연을 보충했을 때 어린이 총 사망률이 16% 줄었고, 폐렴과 감염으로 인한 사망도 각각 30%, 46% 줄어든 것으로 나타났다. 저자들은 총사망, 폐렴으로 인한 사망에 대한 임상 시험의 근거의 확실성이 높은 것으로 평가했다.

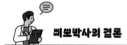

삐뽀박사의 결론

- 2023년의 메타분석에 따르면 아연의 보충은 12세 이하의 어린이의 사망률이나 전반적인 질병에 걸리는 정도를 낮추는 데 도움이 되지 않았습니다. 설사나 키 성장에는 약간 도움이 되지만 그 효과가 임상적으로는 극히 적다고 보았죠.
- 반면 2022년의 메타분석에서는 결과가 달랐습니다. 5세 이하의 어린이로 제한했을 때는 아연의 보충이 총 사망률과 폐렴 및 감염으로 인한 사망률을 통계적으로 의미 있게 낮추는 것으로 나타났죠.
- 이 연구는 질적 수준은 높은 것으로 평가되어 근거가 있어 보입니다. 다만 이해관계

에 따른 분석이 시행되지 않아 이에 대한 추가적인 분석이 필요합니다.

• 또 한 가지 중요한 것은 2021년의 메타분석에 대한 대부분의 임상 시험이 저소득 및 중간소득국가에서 시행된 것이라는 거예요. 선진국에서 시행된 관찰연구에서는 아연 결핍이 없거나 드물었죠.

• 즉 우리나라와 같은 선진국에서는 아연 결핍이 드물기 때문에 아연의 보충이 사망률 등 어린이의 건강 전반에 대한 영향은 크지 않을 것으로 추정할 수 있습니다.

아연을 보충하면 폐렴 예방에 도움이 될까?

이에 대한 의학적 근거 역시 2016년 〈코크란 체계적 문헌고찰 데이터베이스〉에서 찾아볼 수 있다. 아연의 보충이 생후 2개월에서 59개월(5세 미만)의 어린이에서 폐렴의 예방에 도움이 되는지, 총 5193명을 대상으로 알아본 6편의 임상 시험을 종합한 메타분석이다.[68] 그 결과, 아연의 보충은 폐렴의 발생을 13% 줄였지만, 근거 수준은 낮았다. 저자들은 아연의 보충이 폐렴의 발생을 줄인다고 결론을 내렸다.

삐뽀박사의 결론

• 이 연구는 아연의 보충이 폐렴의 발생을 줄인다고 결론을 내렸지만, 연구의 질적 수준이 낮다고 평가되기 때문에 근거가 불충분합니다.

- 아연은 우리 몸에 꼭 필요한 미량 미네랄 중 하나로 인체가 스스로 생산할 수 없어 음식을 통해 섭취해야 한다. 아연은 인체 모든 세포에 존재하는데 수백 종의 효소가 정상적으로 작동하게 만들어주고 단백질 생산, 유전자 표현에도 관여하며, DNA와 RNA 대사에도 중요하다. 면역 체계, 뼈 성장, 성장호르몬 기능에도 관여한다. 위장관의 보호 및 손상 후 재생에도 관여해 설사를 줄이는 데도 효과가 있는 것으로 알려져 있다.

- 아연은 식물성보다는 고기, 생선, 해산물, 유제품 및 달걀 등 동물성 식품에 풍부한데 굴에 가장 많이 들어 있다.

- 아연이 부족하면 피부, 뼈, 소화기, 생식기, 중추신경계, 면역계 등에 문제를 일으킬 수 있다. 어린이들의 경우 아연이 부족하면 설사, 탈모, 성장지연, 잦은 감염이 잘 발생한다. 저개발국가에서 아연 결핍이 많고, 이로 인한 어린이 질병 및 사망의 위험성이 높다.

- 최신 임상 시험을 종합한 메타분석에 따르면, 아연은 5세 미만의 어린이에서 폐렴의 예방에 도움이 된다고 보고됐지만 연구의 질적 수준은 낮아 근거가 불충분하다. 반면 저개발국가에서는 아연 보충을 했을 때 5세 이하에서 사망률을 줄일 수 있는 것으로 나타난다.

- 우리나라와 같은 선진국에서는 아연 결핍이 드물기 때문에 일반적으로 어린이들에게 따로 아연을 보충할 필요는 없다.

어린이에게 철분 보충이 필요할까?

철분은 단백질의 필수 성분

철분은 적혈구 내에 존재하는 폐로부터 다른 조직에 산소를 운반하는 헤모글로빈이라는 단백질과 근육 내에 존재하는 산소를 저장하는 미오글로빈이라는 단백질의 필수적인 구성 성분이다. 철분은 이외에도 신체 성장, 신경 발달, 세포 기능 그리고 몇 가지 호르몬의 합성에 필요하다.

음식에서 공급되는 철분은 '헴(heme)'과 '비헴(nonheme)'의 두 가지 형태가 있다.

헴은 4개의 오각형 모양의 화합물로 이루어진 '포르피린'이라는 화합물 가운데 철분이 들어 있는 구조물을 말한다. 여기에 글로빈이라는 단백질이 결합되면 '헴 단백질'이라고 부른다. 헴 구조물이 아닌 철분을 함유하고 있는 단백질은 '비헴 단백질'이라고 부른다. 헴 단백질의 철분은 흡수율이 높은 반면, 비헴 단백질의 철분은 흡수율이 낮다.

식물성 식품이나 철분 강화 식품에는 비헴 철분이 들어 있다. 그리고 고기, 해산물, 가금류(닭이나 오리 등)와 같은 동물성 식품에는 헴과 비헴 철분이 모두 들어 있다. 철분이 강화된 시리얼, 굴, 살코기, 간, 해산물, 달걀, 콩, 시금치 등에 철분이 많이 들어 있다.

2020년 한국인 영양소 섭취 기준에 따르면 3~5세 유아의 경우 철분의 하루 권장섭취량은 7mg이다.

일반적으로는 철분이 부족한 경우는 드물지만, 불충분한 식사량, 흡수장애, 출혈의 경우 철 결핍성 빈혈이 생길 수 있고, 빈혈의 약 50%는 철 결핍 때문으로 알려져 있다. 이외에도 철분은 뇌 기능의 발달에 중요한 것으로 알려져 있기 때문에 부족할 경우 철 결핍성 빈혈과 함께 인지기능의 발달에 문제가 생길 수 있다고 추정한다.

철분을 보충하면 공부를 잘할까?

3~6세 어린이를 대상으로 철분의 보충 효과에 대한 최신 연구는 많지 않다.

2013년 《소아과학》 학술지에 2~5세 사이의 어린이를 대상으로 한 15편의 임상 시험을 종합한 메타분석 결과가 실렸다.[69] 매일 철분을 보충한 경우 혈중 헤모글로빈과 저장된 철의 양을 반영하는 페리

틴의 농도를 높이는 것으로 나타났지만 철결핍성 빈혈의 개선이나 인지기능 향상 등에 대한 연구는 부족하다고 결론을 내렸다.

그로부터 10년 후인 2023년에는 《플로스 원》 학술지에 6~12세 사이의 학령기의 어린이를 대상으로 한 13편의 임상 시험을 종합한 메타분석 결과가 발표되었다.[70]

그 결과 철분의 보충은 지능, 집중력, 기억력을 중간 정도로 개선하는 효과가 나타났다. 학업 성취에는 차이가 없었지만, 철분 보충 시작 당시 빈혈이 있었던 어린이는 지능과 기억력이 더 향상되었다.

삐뽀박사의 결론

- 2023년 메타분석 결과에는 철분 보충이 인지 기능에 도움이 되는 것으로 나타났습니다. 하지만 메타분석에 포함된 12편의 임상 시험 중 연구의 질적 수준을 나타내는 편향위험성 평가에서 단지 3편만 편향 위험성이 낮아 질적 수준이 높은 것으로 드러났습니다. 나머지 9편은 질적 수준이 낮았습니다.
- 빈혈이 있거나 철분 결핍이 있는 어린이들에게는 철분 보충이 인지능력 향상에 도움이 됐습니다. 하지만 빈혈이나 철분 결핍이 없는 정상 어린이에게는 효과가 나타나지 않았습니다.
- 결론적으로, 우리나라의 일반적인 어린이에서 철분의 보충이 인지능력에 도움이 된다고 볼 수는 없습니다. 철 결핍성 빈혈이 있는 어린이에게는 일정 기간 철분을 보충해주는 것이 필요합니다. 그렇지 않은 일반 어린이에게 철분을 보충제의 형태로 먹일 필요는 없습니다.

- 철분은 적혈구 내에 존재하는 폐로부터 다른 조직에 산소를 운반하는 헤모글로빈이라는 단백질과 근육 내에 존재하는 산소를 저장하는 미오글로빈이라는 단백질의 필수적인 구성 성분이다. 철분은 신체 성장, 신경 발달, 세포 기능 그리고 몇 가지 호르몬의 합성에 필요하다.

- 시리얼, 굴, 살코기, 간, 해산물, 달걀, 콩, 시금치 등에 철분이 많이 들어 있다.

- 일반적으로는 철분이 부족한 경우는 드물지만, 불충분한 식사량, 흡수장애, 출혈의 경우 철 결핍성 빈혈, 뇌 기능인 인지능력의 발달에 문제가 생길 수 있다.

- 철분과 3~6세 어린이의 건강에 대한 연구는 많지 않으나, 일부 연구를 종합한 메타분석에서 철분의 보충이 인지 기능 향상에 도움이 된다는 결과가 나왔다. 하지만 연구의 질적 수준을 고려할 때 근거가 불충분하다.

홍삼은
만병통치약인가?

만병통치약으로 불리는 무한 신뢰의 홍삼

2024년 3월 '이른 신학기와 독감 유행에 자녀용 홍삼 건기식 반짝'이라는 제목의 한 인터넷 기사에 따르면 자녀용 홍삼 제품이 전년도보다 25% 늘었다고 한다. '졸업식이 빨라지면서 신학기를 미리 준비하려는 학부모들로 인해 수요와 매출이 함께 증가한 것으로 보고 있다'는 건강기능식품 제조 및 판매회사 관계자의 설명을 싣고 있다.

한 블로그에서 '어린이 홍삼 안 먹여도 상관없나요?'라는 제목의 글을 보았다. 6세 아이인데 면역에 문제가 있는지 잔병치레가 많다며, 같은 아파트 단지에 사는 엄마들 이야기를 들어보면 어린이 홍삼 먹인다는 내용이었다. 이 글에는 이런 댓글들이 달렸다.

'어린이 홍삼 먹인다고 감기에 안 걸리는 건 아니지만 먹이면 앓는 기간이 짧아져요.'

'홍삼은 좋은 건데 안 먹이는 것보다 먹이는 게 좋지 않을까요?'

'진세노사이드 함량 있는 걸로 먹이는 게 좋아요.'

홍보성 글이 아니라도 실제로 이렇게 생각하는 사람이 적지 않다.

외래에서 환자에게 어떤 건강기능식품을 먹고 있는지 자주 물어본다. 10명 중 3~4명 이상은 건강기능식품을 먹고 있다고 하는데, 그중 반 정도는 홍삼을 먹고 있다고 대답한다.

홍삼을 먹는 이유에 대해서 '그냥 건강에 도움이 될 것 같아서', '면역력을 높여주기 때문에'라는 대답을 가장 많이 듣는다. 홍삼을 먹어도 효과가 없다는 사람도 있지만, 홍삼을 먹은 후로 감기에 덜 걸리는 것 같다고 말하는 경우도 적지 않다.

어린이 홍삼도 인기

인터넷에서 '어린이 홍삼'으로 검색하면 다양한 회사의 홍삼 제품이 다양한 가격으로 판매되고 있다. 홍삼이 면역력을 키워주고, 아이들 성장에 도움이 된다고 홍보한다.

나아가 '홍삼의 효능'으로 검색해 보면, 홍삼을 먹으면 면역력이 강해져 잔병치레를 하지 않게 되고, 당뇨나 암 예방에도 도움이 된다고 한다. 숙취 해소나 원기 회복뿐만 아니라 갱년기 질환, 우울증,

치매, 두통, 피부질환 등 그야말로 만병통치약으로 선전되고 있다.

나는 10여 년 전부터 일반인이나 의료인들을 대상으로 건강기능식품 바로 알기에 대한 강의를 하면서 대표적인 건강기능식품인 홍삼이 건강에 도움을 준다는 임상적 근거는 없다는 이야기를 항상 한다. 그런데 몇 년 전 강연이 끝나고 질문을 받는 시간에 어떤 남성이 흥분하면서 큰 소리로 따지듯이 말했다.

"우리나라에서는 수백년 전부터 홍삼이 건강에 좋다고 알려져 있는데 왜 명박사님만 효과가 없다고 이야기하고 합니까? 효과가 없는데 왜 우리나라뿐만 아니라 외국에서도 우리 홍삼이 그렇게 유명하고 잘 팔리죠? 효과가 있으니까 전 세계에 홍삼이 수출되고 정부에서도 홍삼 산업을 장려하는 것 아닌가요?"

적지 않은 우리나라 사람들이 홍삼에 대해 이런 생각을 하고 있다. 홍삼 애호가나 홍삼 제품을 만들거나 판매하는 사람뿐만 아니라 소비자들 역시 다양한 인터넷 매체를 통해 경험담을 이야기하면서 마치 만병통치약처럼 홍삼에 대한 무한 신뢰를 보여준다. 정부가 관리하고 보증하는 건강기능식품 제도의 보호막 아래서 어른용뿐 아니라 어린이용 홍삼의 인기도 식을 줄 모른다.

홍삼은 무엇인가?

인삼은 두릅나뭇과의 '인삼' 속에 속하는 다년생 뿌리 식물이다. 인삼 속의 학명인 '파낙스(Panax)'는 그리스 어원에서 유래한다. 판

(Pan)은 '모든 것'이라는 뜻이고, 악스(ax)는 '치료(akos)'라는 뜻으로 '모든 것을 치료한다', 즉 만병통치약(panacea)을 의미한다.

인삼은 한자로 사람(人)과 식물뿌리(蔘)로 이루어진다. 뿌리 모양이 사람의 다리를 닮은 것에서 붙여진 이름이다. 영어로는 '진생(Ginseng)'이라고 하며, 인삼의 중국어 발음인 '렌쉔(Renshen)' 혹은 '젠쉔(Jenshen)' 등에서 유래한 것으로 알려져 있다.

인삼은 재배된 지역에 따라 고려인삼(우리나라), 미국삼(미국 및 캐나다), 전칠삼(중국), 죽절삼(일본) 등으로 불린다. 또한 인삼을 가공하는 방법에 따라 수삼, 백삼, 홍삼 등으로 불린다.

땅에서 막 캐어내 말리지 않은 상태의 인삼은 '수삼'이라고 부른다. 수삼은 수분 함량이 75% 이상이라서 껍질이 있는 상태에서 말리면 잘 마르지 않는다. 그래서 껍질을 벗기고 말린 것이 바로 '백삼'이다.

그런데 백삼도 장기간 보관하는 데 어려움이 있어, 수삼을 증기 또는 다른 방법으로 쪄서 말리는데, 이것이 바로 홍삼(Red ginseng)이다.

홍삼은 수분의 함량이 14% 이하라, 길게는 20년까지 보관할 수 있다. 껍질을 벗기지 않고 쪄서 말리기 때문에 홍삼에 들어 있는 영양성분의 손실이 적은 것으로 알려져 있다.

홍삼의 효능은 어디서 나올까?

인삼에는 진세노사이드(Ginsenoside), 다당류, 펩타이드, 폴리아세틸렌 알코올, 지방산 등이 들어 있다. 이 중 가장 중요한 성분은 진세노사이드다.

진세노사이드는 인삼에 들어 있는 사포닌을 다른 식물에 들어 있는 사포닌과 구별하기 위해 붙여진 이름이다. 사포닌(Saponin)이란 스테로이드 구조에 당이 결합한 스테로이드 배당체다.

홍삼을 만들 때 인삼을 찌는 과정에서 사포닌 함량이 크게 증가한다. 농촌진흥청에 따르면 지금까지 홍삼을 포함한 고려인삼으로부터 30여 종 이상의 진세노사이드가 분리되었다고 한다. 그리고 수삼으로부터 홍삼을 제조하는 과정에서 또 다른 홍삼 특유의 진세노사이드가 만들어진다고 알려져 있다.

현재까지 각종 실험실 연구, 세포주 실험, 동물실험 등 사람을 대상으로 시행하는 임상 시험 이전의 연구 방법을 통해 홍삼에 들어 있는 진세노사이드는 인체 내에서 여러 가지 기능을 한다고 알려졌다.

진세노사이드는 중추신경계에 흥분제나 억제제로 작용해 기억이나 학습에 영향을 미칠 수 있고, 신경세포 단위인 뉴런을 보호하기도 하며, 여러 신경전달물질을 조절할 수 있다. 그뿐 아니라 세포 성장을 방해함으로써 항암 효과를 보이기도 하고, 면역세포의 수와 기능을 조절해 면역 조절 효과도 있다.

여기서 다시 강조하고 싶은 것은 임상 시험 이전 단계인 실험실 연구나 동물실험 연구에서 어떤 물질이 어떤 기능이나 효능이 발견되었더라도 임상 시험을 통해서도 입증되어야 한다는 것이다. 약 250종의 물질이 실험실 연구나 동물실험 연구를 거쳐 임상 시험에서도 그 효능이 입증되는 것은 한 개 정도라는 사실을 기억해야 한다.

홍삼은 어린이 면역에 도움이 될까?

그럼 과연 홍삼은 3~6세 어린이의 면역계나 신경계에 긍정적인 영향을 미쳐 건강에 도움이 된다는 임상적 근거가 있을까?

의학 분야의 각종 주요 주제에 대한 임상 시험과 이를 종합한 체계적 문헌고찰 및 메타분석의 데이터베이스인 〈코크란 체계적 문헌고찰 데이터베이스〉에서 홍삼과 어린이를 검색어로 사용해 검색한 결과, 메타분석은 발견되지 않았고, 각종 의학 관련 학술지에 발표된 개별 임상 시험은 27편이 검색되었다. 주제는 몇 종류의 인삼과 청소년 및 어린이의 인지능력, 주의력결핍과잉행동장애(ADHD), 상기도감염에 대한 임상 시험이 몇 편 발표되었다.

또 다른 주요 의학 데이터베이스 중의 하나인 〈펍메드〉에서는 3편의 메타분석이 검색됐지만, 어린이를 대상으로 한 메타분석은 아니었다.

개별 임상 시험은 12편이 검색되었지만 관련성 있는 임상 시험은 ADHD 3편과 상기도감염 1편뿐이었다. 하지만 3~6세 사이의 어린이에 대한 임상 시험은 없었다.

2021년《주의력장애저널》에는 120명의 6~12세 ADHD 어린이를 대상으로 시행된 임상 시험 결과가 실렸다.[71] 점수로 평가한 ADHD 증상 평가에서 오메가3 지방산과 홍삼을 함께 복용한 경우, 위약을 먹은 경우보다 점수가 통계적으로 의미 있게 높게 나왔다.

또 2014년《어린이 청소년 정신약물학저널》에 발표된 70명의 6~15세 ADHD 어린이를 대상으로 시행된 국내 임상 시험 결과[72] 홍삼을 먹은 어린이에서 ADHD 증상 점수 개선이 통계적으로 의미 있게 높았다.

그런데 2008년《소아과학》학술지에 발표된 46명의 3~12세 상기도 감염이 있는 어린이를 대상으로 시행된 임상 시험 결과[73] 미국인삼은 위약과 비교 시 상기도감염 빈도, 심한 정도 등에 차이가 없었다.

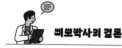

삐뽀박사의 결론

• 홍삼이 면역에 도움을 준다는 가설이 있지만, 어린이를 대상으로 홍삼이나 인삼의 복용이 상기도감염에 효과가 있다는 임상적 근거는 매우 적습니다. 두 편의 ADHD 의 치료 효과에 대한 임상 시험이 발표되었지만 메타분석은 한 편도 없죠. 그래서 현재로서는 홍삼이 어린이의 건강에 도움이 되는지 결론을 내리기에는 임상 시험의 수나 연구대상자 수가 턱없이 부족합니다.

- 홍삼은 만병통치약으로 불리는 무한 신뢰의 건강기능식품으로 어린이 홍삼도 인기가 있다.

- 홍삼은 갓 캐낸 수삼을 증기 등으로 쪄서 말려 수분을 줄이고 유효성분인 진세노사이드 함량을 높인 것으로 중추신경 작용, 면역 조절, 항암 효과 등 다양한 효능이 제기되고 있다.

- 홍삼은 실험실 연구와 동물 연구를 통해 인체에 긍정적인 효능을 발휘할 것으로 기대된다 하지만 사람을 대상으로 한 임상 시험은 결론을 내리기에는 충분하지 않다.

- 홍삼의 효과와 관련해 3~6세 어린이를 대상으로 시행된 임상 시험은 드물다. 어린이와 청소년을 대상으로 ADHD와 상기도감염에 대한 치료 효과에 대한 임상 시험이 몇 편 발표됐지만, 임상적으로 효과가 있다고 결론을 내리기에는 임상 시험 수와 연구대상자 수가 적다.

　많은 사람들은 비타민를 비롯한 영양제를 먹으면 건강에 좋을 것이라고 생각한다. 정확히 어떤 점에서, 어떻게 건강에 도움이 되는지는 잘 몰라도. 특히 자라나는 우리 아이들의 경우 채소나 과일을 잘 먹지 않고 편식을 하기 때문에 비타민 등 각종 영양 성분이 부족할 것을 염려해 영양제를 통해 보충해주는 것이 건강에 도움이 될 것이라고 믿고 있고 당연한 의학 상식으로 알고 있다.

　비타민과 같은 일반적인 영양 성분 외에도 오메가-3 지방산, 유산균(프로바이오틱스), 홍삼과 같은 건강기능식품도 건강에 도움이 된다고 홍보하고 있으니 대개는 그렇게 믿고 있을 테다. 더욱이 정부에서는 건강기능식품제도라는 법에 근거해 기능성을 평가하고, 공식적으로 판매를 승인하고, 홍삼의 경우에는 해외 수출 등 판매를 장려하고 있으니, 의료인들조차 어느 정도는 효과가 있다고 믿고 있는 것 같다.

　지금으로부터 17년 전인 2007년 2월, 미국의학협회지(JAMA)에 비타민 및 항산화 보충제가 사망률을 줄이기는커녕 오히려 사망률을 5% 높인다는 메타분석 논문이 발표되기 전까지는 비타민에 대한 내 생각도 다르지 않았다. 당시 나는 대학원 석사과정 2년 동안 메타분석이라는 연구방법을 독학으로 공부했고, 니코틴패치가 단기 혹은 중기뿐만 아니라 1년 후까지 장기적으로도 위약(플라시보)에 비해 금연성공률을 높인다는 첫 메타분석 논문으로 석사학위를 받은 때였다. 동시에 외래를 보다보면 건강하게 살기 위해서는 금연, 절주, 운동, 표준체중 유지 등이 필요한 것은 알지만, 실행하기 힘드니 비타민과 같은 영양제나 건강기능식품이라도 먹으면서 건강을 유지하고 있다는 환자가 적지 않았다. 문제는 그런 믿음 때문에 많은 사람들이 금연이나 절주 등 생활 습관 개선의 노력을 하지 않고 건강기능식품에 돈을 낭비한다는 생각이 들었다. 그래서, 이때부터 비타민을 비롯한 각종 영양제와 건강기능식품, 그리고 음식에 들어 있는 천연 영양 성분이 이론과 마찬가지로, 정말 우리 건강에 도움이 되는지 메타분석을 통해 연구하기로 결심했다.

왜 메타분석이 필요할까? 예를 들어보자. 감기바이러스는 우리 몸에 들어와 활성산소종 생산을 촉진해 상기도(비강, 인두 등)에 염증을 유발해 감기 증상을 일으키는데, 비타민C는 강력한 항산화제로 활성산소종을 제거함으로써 감기 예방이나 치료에 도움이 될 수 있다는 실험실 혹은 동물 연구로부터의 결과가 있다. 그런데 이 효과는 사람이 아닌 세포, 미생물, 분자 혹은 쥐와 같은 동물을 대상으로 한 연구 결과다. 비타민C가 우리 인간에서도 감기 예방이나 치료에 도움이 된다고 이야기할 수 있기 위해서는 사람을 대상으로 한 임상 시험을 시행해야 한다. 그런데 여기에서 중요한 것은 하나의 임상 시험에서 효과가 있다고 하더라도 다른 임상 시험에서는 없다고 나올 수 있다. 그래서 개별 연구를 합쳐서 종합한 연구를 해야 제대로 된 결론을 낼 수 있다. 이 연구방법이 바로 메타분석이다.

이것이 바로 핵심이다. 우리는 막연하게 비타민이나 여러 가지 영양물질 혹은 건강기능식품이 효과 있다고 생각하지만, 그것은 주로 실험실 연구나 동물 연구로부터 나온 잠재적 효과다. 물론, 정부에서 승인한 대부분의 건강기능식품은 사람을 대상으로 한 실험, 즉 임상 시험의 연구 결과를 제출해 인정 기준에 따라 전문가들의 평가와 의견을 종합해 승인해왔다. 하지만, 2004년 이후 10여년 동안 적용해 왔던 건강기능식품 기능성 인정기준은 엄격하지 않고 허술했다. 기능성 등급 4가지 중 근거 수준의 측면에서 세 번째 해당하는 생리 활성 2등급은 실험실 연구나 동물 실험에서 그 효과 또는 기전이 명확히 입증되지 않아도 추측만으로도 가능했고, 사람을 대상으로 한 임상 시험은 1건 이상에서 확보되면 인정을 해줬던 것이다. 더욱 황당한 것은 가장 낮은 등급인 생리활성 3등급은 임상 시험에서 기능성을 확보할 수 없어도 실험실 연구나 동물 실험에서 효과 또는 기전을 추측할 수 있는 자료만 있으면 인정을 해줬다는 것이다.

또 하나 중요한 사실은 끊임없이 쏟아지는 새로운 연구 결과에 따라 기존의 의학 지식이 달라진다는 것. 건강기능식품제도를 시행해 기능성 평가를 했던 초기에 일부 소수의 연구대상자를 포함한 임상시험 몇 건에 근거해 기능성을 인정받았더라도 이후 많은 연구대상자가 포함된 대규모 임상 시험에서는 기능성이나 효과가 나타나지 않거나 오히려 해롭다는 결과가 나오기도 한다는 것이다.

그래서 나는 2009년부터 본격적으로 메타분석을 이용해 비타민, 항산화제, 오메가-3 지방산, 칼슘, 고용량 비타민D 등 많은 사람들이 먹고 있는 주요 건강기능식품이 질병 예방이나 치료에 효과가 있어 진정으로 건강에 도움이 되는지 연구를 시행했고, 많은 논문을 국제학술지에 발표했다. 결론은 현재로서는 대부분의 건강기능식품이 건강에 도움이 된다는 근거가 없고 오히려 사망률을 높이거나 일부 암 발생을 높이기 때문에 먹지 말아야 한다는 것이다.

하지만 성인이 아닌 어린이들에게도 비타민 등 영양제나 건강기능식품이 도움이 되지 않는지는 덜 관심을 가져왔다. 그러던 중 1년 전 21세기북스 출판사로부터 어린이에게 영양제가 도움이 되는지에 대한 도서 출판을 제안받게 됐다. 어린이의 경우는 논문을 새롭게 찾아봐야하고 공부를 새로 해야해서 약간 주저했지만, 오히려 공부

할 수 있는 좋은 기회라고 생각해 제안을 수락했다. 초반에는 글이 잘 안 써질 때도 있었지만 3개월 이상 집중적으로 논문을 검색하고 읽고 검토하면서 원고를 쓰게 되었다.

책을 완성하고 보니, 21세기북스에 감사의 말을 전해야겠다는 생각이 들었다. 출판사의 제안을 통해 이렇게 책이 나옴으로써 많은 어머니들이 우리 아이 건강을 위해 돈 절약을 하게 되었으니 말이다. 효과에 대한 근거가 없는 비타민, 영양제, 건강기능식품에 시간과 돈을 낭비하기보다는 음식을 골고루 먹이도록 노력하는 것만으로도 우리 아이의 건강은 확보될 것이다.

'어머니, 지금 영양제 끊어도 잘 자랍니다'

참고 문헌

1. 2022년 2월.《식약일보》. http://www.kfdn.co.kr/55534

2. 2022년 3월.《HiDoc 뉴스》.
   https://mobile.hidoc.co.kr/healthstory/news/C0000680714.

3. 2023년 5월.《헤럴드경제》.
   http://news.heraldcorp.com/view.php?ud=20230531000799.

4. 2023년 1월.《머니투데이》.
   https://news.mt.co.kr/mtview.php?no=2023010414590658487

5. 2022년 12월 22일. 2021 국민건강통계 – 국민건강영양조사 제8기 3차년도
   (2021).

6. 2020년 10월 21일.《메디컬투데이》.
   https://m.healthcaren.com/news/news_article_yong.jsp?mn_idx=389358

7. 2023년 11월 3일. 미국보완통합보건센터(NCCIH). https://www.nccih.nih.
   gov/health/tips/things-to-know-about-dietary-supplements-for-
   children-and-teens

8. Manson JE, Brannon PM, Rosen CJ, Taylor CL. Vitamin D Deficiency –
   Is There Really a Pandemic? N Engl J Med. 2016 Nov 10;375(19):1817-
   1820.

9. Carr AC, Lykkesfeldt J. Discrepancies in global vitamin C
   recommendations: a review of RDA criteria and underlying health
   perspectives. Crit Rev Food Sci Nutr. 2021;61(5):742-755.

10. Hemilä H, Chalker E. Vitamin C for preventing and treating the
    common cold. Cochrane Database Syst Rev. 2013;31;2013(1):CD000980.

11. Vorilhon P, Arpajou B, Vaillant Roussel H, et al. Efficacy of vitamin C
    for the prevention and treatment of upper respiratory tract infection.
    A meta-analysis in children. Eur J Clin Pharmacol. 2019;75(3):303-311.
    doi: 10.1007/s00228-018-2601-7. Epub 2018 Nov 21. Retraction in: Eur
    J Clin Pharmacol. 2021;77(6):941. PMID: 30465062.

12. Hemilä H, Chalker E. Meta-analysis on vitamin C and the common cold in children may be misleading. Eur J Clin Pharmacol. 2019;75(12):1747-1748.

13. Hemilä H, Louhiala P. Vitamin C for preventing and treating pneumonia. Cochrane Database Syst Rev. 2013;(8):CD005532.

14. Padhani ZA, Moazzam Z, Ashraf A, et al. Vitamin C supplementation for prevention and treatment of pneumonia. Cochrane Database Syst Rev. 2021;11(11):CD013134.

15. Huey SL, Acharya N, Silver A, et al. Effects of oral vitamin D supplementation on linear growth and other health outcomes among children under five years of age. Cochrane Database Syst Rev. 2020;12(12):CD012875.

16. Winzenberg TM, Powell S, Shaw KA, et al. Vitamin D supplementation for improving bone mineral density in children. Cochrane Database Syst Rev. 2010;(10):CD006944.

17. Zheng C, Li H, Rong S, et al. Vitamin D level and fractures in children and adolescents: a systematic review and meta-analysis. J Bone Miner Metab. 2021;39(5):851-857.

18. Martineau AR, Cates CJ, Urashima M, et al. Vitamin D for the management of asthma. Cochrane Database Syst Rev. 2016;9(9):CD011511.

19. Williamson A, Martineau AR, Sheikh A, et al. Vitamin D for the management of asthma. Cochrane Database Syst Rev. 2023;2(2):CD011511.

20. Chibuzor MT, Graham-Kalio D, Osaji JO, et al. Vitamin D, calcium or a combination of vitamin D and calcium for the treatment of nutritional rickets in children. Cochrane Database Syst Rev. 2020;4(4):CD012581.

21. e-나라지표. 2023년 7월 11일(최근 갱신일). https://www.index.go.kr/unity/potal/main/EachDtlPageDetail.do?idx_cd=1402

22. Won JW, Jung SK, Jung IA, Lee Y. Seasonal Changes in Vitamin D Levels of Healthy Children in Mid-Latitude, Asian Urban Area [Internet]. Vol. 24, Pediatric Gastroenterology, Hepatology & Nutrition. The Korean Society of Pediatric Gastroenterology, Hepatology and

Nutrition; 2021. p. 207. Available from: http://dx.doi.org/10.5223/pghn.2021.24.2.207

23. Imdad A, Mayo-Wilson E, Haykal MR, Regan A, Sidhu J, Smith A, Bhutta ZA. Vitamin A supplementation for preventing morbidity and mortality in children from six months to five years of age. Cochrane Database Syst Rev. 2022;3(3):CD008524.

24. Zhang Y, Lu Y, Wang S, Yang L, Xia H, Sun G. Excessive Vitamin A Supplementation Increased the Incidence of Acute Respiratory Tract Infections: A Systematic Review and Meta-Analysis. Nutrients. 2021;13(12):4251.

25. Jonker H, Capelle N, Lanes A, Wen SW, Walker M, Corsi DJ. Maternal folic acid supplementation and infant birthweight in low- and middle-income countries: A systematic review. Matern Child Nutr. 2020 Jan;16(1):e12895.

26. Cheng Z, Gu R, Lian Z, Gu HF. Evaluation of the association between maternal folic acid supplementation and the risk of congenital heart disease: a systematic review and meta-analysis. Nutr J. 2022;21(1):20.

27. Prevention of neural tube defects: results of the Medical Research Council Vitamin Study. MRC Vitamin Study Research Group. Lancet. 1991;338(8760):131-7.

28. De-Regil LM, Peña-Rosas JP, Fernández-Gaxiola AC, Rayco-Solon P. Effects and safety of periconceptional oral folate supplementation for preventing birth defects. Cochrane Database Syst Rev. 2015;2015(12):CD007950.

29. Sarkhy AA, Al-Hussaini AA, Nobili V. Does vitamin E improve the outcomes of pediatric nonalcoholic fatty liver disease? A systematic review and meta-analysis. Saudi J Gastroenterol. 2014;20(3):143-53.

30. Cormick G, Betran AP, Romero IB, et al. Effect of Calcium Fortified Foods on Health Outcomes: A Systematic Review and Meta-Analysis. Nutrients. 2021;13(2):316.

31. Winzenberg TM, Shaw K, Fryer J, et al. Calcium supplementation for improving bone mineral density in children. Cochrane Database Syst Rev. 2006;2:CD005119.

32. Zhao JG, Zeng XT, Wang J, et al. Association Between Calcium or Vitamin D Supplementation and Fracture Incidence in Community-Dwelling Older Adults: A Systematic Review and Meta-analysis. JAMA. 2017;318(24):2466-2482.

33. Myung SK, Kim HB, Lee YJ, et al. Calcium Supplements and Risk of Cardiovascular Disease: A Meta-Analysis of Clinical Trials. Nutrients. 2021;13(2):368.

34. 건강기능식품의 기준 및 규격, 식약처 고시 제2022-25호.

35. Emery S, Häberling I, Berger G, et al. Omega-3 and its domain-specific effects on cognitive test performance in youths: A meta-analysis. Neurosci Biobehav Rev. 2020;112:420-436.

36. Lehner A, Staub K, Aldakak L, et al, Bender N. Impact of omega-3 fatty acid DHA and EPA supplementation in pregnant or breast-feeding women on cognitive performance of children: systematic review and meta-analysis. Nutr Rev. 2021;79(5):585-598.

37. Gillies D, Leach MJ, Perez Algorta G. Polyunsaturated fatty acids (PUFA) for attention deficit hyperactivity disorder (ADHD) in children and adolescents. Cochrane Database Syst Rev. 2023;4(4):CD007986.

38. Liu TH, Wu JY, Huang PY, et al. Omega-3 Polyunsaturated Fatty Acids for Core Symptoms of Attention-Deficit/Hyperactivity Disorder: A Meta-Analysis of Randomized Controlled Trials. J Clin Psychiatry. 2023;84(5):22r14772.

39. James S, Montgomery P, Williams K. Omega-3 fatty acids supplementation for autism spectrum disorders (ASD). Cochrane Database Syst Rev. 2011;(11):CD007992.

40. de Andrade Wobido K, de Sá Barreto da Cunha M, Miranda SS, et al. Pereira M. Non-specific effect of omega-3 fatty acid supplementation on autistic spectrum disorder: systematic review and meta-analysis. Nutr Neurosci. 2022;25(9):1995-2007.

41. Khorshidi M, Hazaveh ZS, Alimohammadi-Kamalabadi M, et al. Effect of omega-3 supplementation on lipid profile in children and adolescents: a systematic review and meta-analysis of randomized clinical trials. Nutr J. 2023;22(1):9.

42. Zhang Y, Lin J, Zhou R, et al. Effect of omega-3 fatty acids supplementation during childhood in preventing allergic disease: a systematic review and Meta-Analysis. J Asthma. 2021;58(4):523-536.

43. Jia Y, Huang Y, Wang H, Jiang H. A dose-response meta-analysis of the association between the maternal omega-3 long-chain polyunsaturated fatty acids supplement and risk of asthma/wheeze in offspring. BMC Pediatr. 2022;22(1):422.

44. Bjerregaard P, Young TK, Hegele RA. Low incidence of cardiovascular disease among the Inuit--what is the evidence? Atherosclerosis. 2003;166(2):351-357.

45. Whelton SP, He J, Whelton PK, et al. Meta-analysis of observational studies on fish intake and coronary heart disease. Am J Cardiol. 2004;93(9):1119-1123.

46. Wang C, Harris WS, Chung M, et al. n-3 Fatty acids from fish or fish-oil supplements, but not alpha-linolenic acid, benefit cardiovascular disease outcomes in primary- and secondary-prevention studies: a systematic review. Am J Clin Nutr. 2006;84(1):5-17.

47. Dietary supplementation with n-3 polyunsaturated fatty acids and vitamin E after myocardial infarction: results of the GISSI-Prevenzione trial. Gruppo Italiano per lo Studio della Sopravvivenza nell'Infarto miocardico. Lancet. 1999;354(9177):447-455.

48. Yokoyama M, Origasa H, Matsuzaki M, et al; Japan EPA lipid intervention study (JELIS) Investigators. Effects of eicosapentaenoic acid on major coronary events in hypercholesterolaemic patients (JELIS): a randomised open-label, blinded endpoint analysis. Lancet. 2007;369(9567):1090-1098.

49. Kwak SM, Myung SK, Lee YJ, Seo HG; Korean Meta-analysis Study Group. Efficacy of omega-3 fatty acid supplements (eicosapentaenoic acid and docosahexaenoic acid) in the secondary prevention of cardiovascular disease: a meta-analysis of randomized, double-blind, placebo-controlled trials. Arch Intern Med. 2012;172(9):686-694.

50. Writing Committee Members; Virani SS, Newby LK, Arnold SV, et al. 2023 AHA/ACC/ACCP/ASPC/NLA/PCNA Guideline for the Management of Patients With Chronic Coronary Disease: A Report

of the American Heart Association/American College of Cardiology
Joint Committee on Clinical Practice Guidelines. J Am Coll Cardiol.
2023;82(9):833-955.

51. Wallace C, Sinopoulou V, Gordon M, et al. Probiotics for treatment
of chronic constipation in children. Cochrane Database Syst Rev.
2022;3(3):CD014257.

52. Liu L, Wang A, Shi H, Tao H, Nahata MC. Efficacy and safety of
probiotics and synbiotics for functional constipation in children: A
systematic review and meta-analysis of randomized clinical trials. Clin
Nutr. 2023;42(10):1817-1826.

53. Collinson S, Deans A, Padua-Zamora A, Gregorio GV, Li C, Dans LF,
Allen SJ. Probiotics for treating acute infectious diarrhoea. Cochrane
Database Syst Rev. 2020;12(12):CD003048.

54. Bernaola Aponte G, Bada Mancilla CA, Carreazo NY, Rojas Galarza
RA. Probiotics for treating persistent diarrhoea in children. Cochrane
Database Syst Rev. 2013;(8):CD007401.

55. Guo Q, Goldenberg JZ, Humphrey C, El Dib R, Johnston BC. Probiotics
for the prevention of pediatric antibiotic-associated diarrhea.
Cochrane Database Syst Rev. 2019;4(4):CD004827.

56. Wallace C, Gordon M, Sinopoulou V, Akobeng AK. Probiotics for
management of functional abdominal pain disorders in children.
Cochrane Database Syst Rev. 2023;2(2):CD012849.

57. Fang HR, Zhang GQ, Cheng JY, Li ZY. Efficacy of Lactobacillus-
supplemented triple therapy for Helicobacter pylori infection in
children: a meta-analysis of randomized controlled trials. Eur J Pediatr.
2019;178(1):7-16.

58. Emami E, Mt Sherwin C, Heidari-Soureshjani S. Effect of probiotics
on urinary tract infections in children: A systematic review and meta-
analysis. Curr Rev Clin Exp Pharmacol. 2022 May 1. Epub ahead of
print.

59. Scott AM, Clark J, Julien B, Islam F, Roos K, Grimwood K, Little P,
Del Mar CB. Probiotics for preventing acute otitis media in children.
Cochrane Database Syst Rev. 2019;6(6):CD012941.

60. Zhao Y, Dong BR, Hao Q. Probiotics for preventing acute upper respiratory tract infections. Cochrane Database Syst Rev. 2022;8(8):CD006895.

61. Laursen RP, Hojsak I. Probiotics for respiratory tract infections in children attending day care centers-a systematic review. Eur J Pediatr. 2018;177(7):979-994.

62. 2022년 3월. 헬스조선. https://m.health.chosun.com/svc/news_view.html?contid=2022030101040

63. Mah J, Pitre T. Oral magnesium supplementation for insomnia in older adults: a Systematic Review & Meta-Analysis. BMC Complement Med Ther. 2021;21(1):125.

64. Kim J, Hyung SW, Lee JY, Hu HJ, Sunwoo MK. Will Hypomagnesemia Induce Benign Eyelid Myokymia? Korean J Health Promot. 2021;21(4):129-133.

65. Bjelakovic G, Nikolova D, Gluud LL, Simonetti RG, Gluud C. Mortality in randomized trials of antioxidant supplements for primary and secondary prevention: systematic review and meta-analysis. JAMA. 2007;297(8):842-57.

66. Imdad A, Rogner J, Sherwani RN, Sidhu J, Regan A, Haykal MR, Tsistinas O, Smith A, Chan XHS, Mayo-Wilson E, Bhutta ZA. Zinc supplementation for preventing mortality, morbidity, and growth failure in children aged 6 months to 12 years. Cochrane Database Syst Rev. 2023;3(3):CD009384.

67. Rouhani P, Rezaei Kelishadi M, Saneei P. Effect of zinc supplementation on mortality in under 5-year children: a systematic review and meta-analysis of randomized clinical trials. Eur J Nutr. 2022;61(1):37-54.

68. Lassi ZS, Moin A, Bhutta ZA. Zinc supplementation for the prevention of pneumonia in children aged 2 months to 59 months. Cochrane Database Syst Rev. 2016;12(12):CD005978.

69. Thompson J, Biggs BA, Pasricha SR. Effects of daily iron supplementation in 2- to 5-year-old children: systematic review and meta-analysis. Pediatrics. 2013;131(4):739-53.

70. Gutema BT, Sorrie MB, Megersa ND, Yesera GE, Yeshitila YG, Pauwels

NS, De Henauw S, Abbeddou S. Effects of iron supplementation on cognitive development in school-age children: Systematic review and meta-analysis. PLoS One. 2023;18(6):e0287703.

71. Lee J, Lee SI. Efficacy of Omega-3 and Korean Red Ginseng in Children with Subthreshold ADHD: A Double-Blind, Randomized, Placebo-Controlled Trial. J Atten Disord. 2021 Dec;25(14):1977-1987. doi: 10.1177/1087054720951868. Epub 2020 Aug 26. PMID: 32847461.

72. Ko HJ, Kim I, Kim JB, Moon Y, Whang MC, Lee KM, Jung SP. Effects of Korean red ginseng extract on behavior in children with symptoms of inattention and hyperactivity/impulsivity: a double-blind randomized placebo-controlled trial. J Child Adolesc Psychopharmacol. 2014;24(9):501-8.

73. Vohra S, Johnston BC, Laycock KL, Midodzi WK, Dhunnoo I, Harris E, Baydala L. Safety and tolerability of North American ginseng extract in the treatment of pediatric upper respiratory tract infection: a phase II randomized, controlled trial of 2 dosing schedules. Pediatrics. 2008;122(2):e402-10.

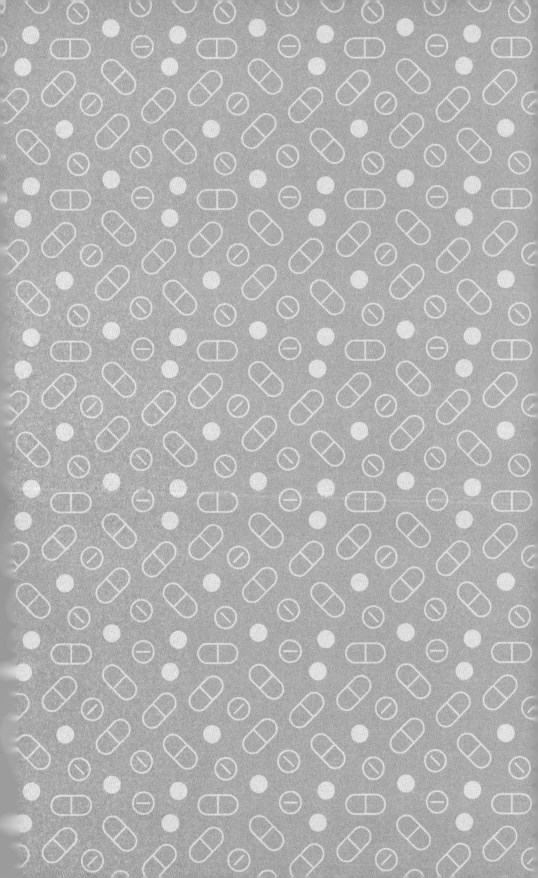

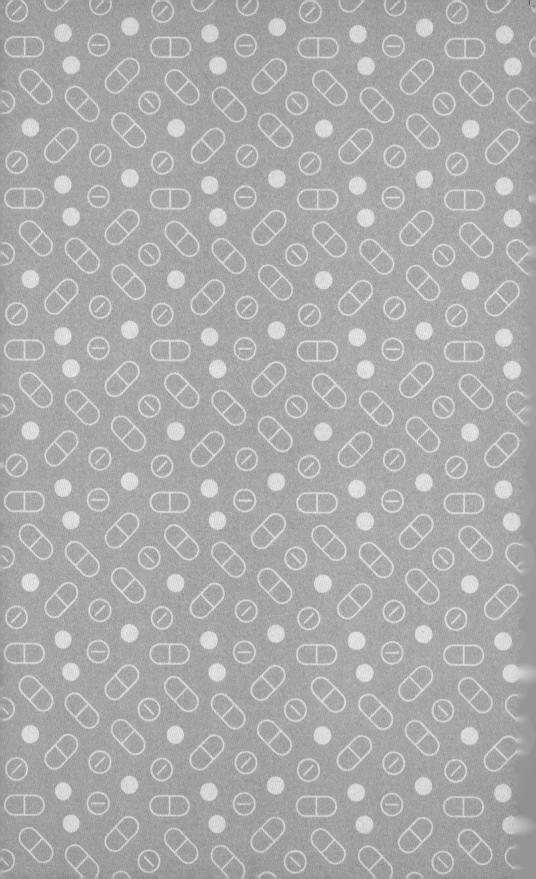